DES

PHLEGMONS SOUS-PÉRITONÉAUX

DE LA

PAROI ABDOMINALE ANTÉRIEURE

PAR

Fernand VAUSSY,

Docteur en médecine de la Faculté de Paris,
Lauréat de l'École préparatoire de médecine de Caen (1er prix, 1872),
Ancien externe des hôpitaux de Paris,
Médaille de bronze de l'Assistance publique.

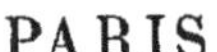

PARIS

V. ADRIEN DELAHAYE et Ce, LIBRAIRES-EDITEURS

PLACE DE L'ÉCOLE-DE-MÉDECINE.

1875

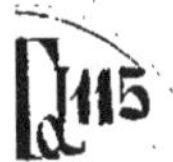

DES

PHLEGMONS SOUS-PÉRITONÉAUX

DE LA

PAROI ABDOMINALE ANTERIEURE

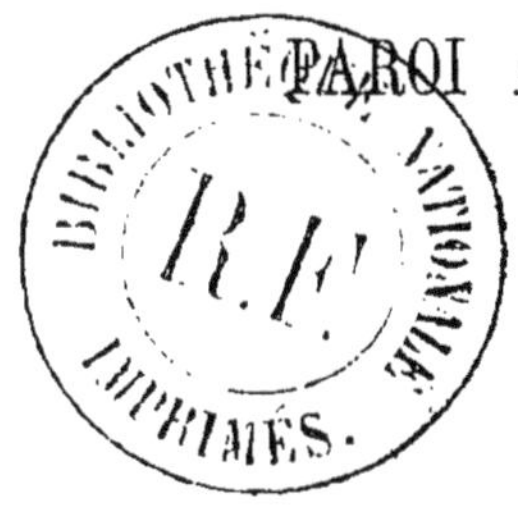

PAR

Fernand VAUSSY,

Docteur en médecine de la Faculté de Paris,
Lauréat de l'École préparatoire de médecine de Caen (1er prix, 1872).
Ancien externe des hôpitaux de Paris,
Médaille de bronze de l'Assistance publique.

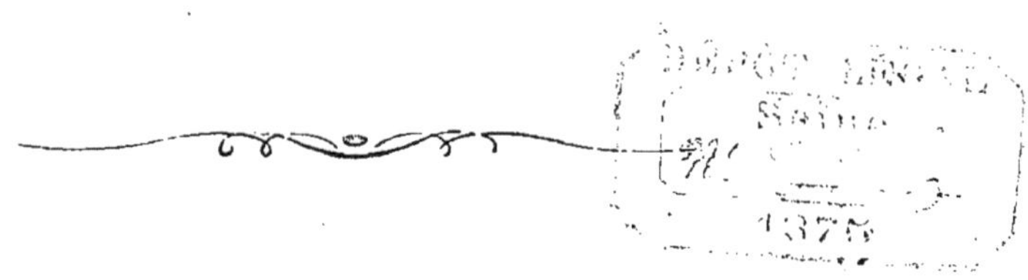

PARIS
V. ADRIEN DELAHAYE et Ce, LIBRAIRES-EDITEURS
PLACE DE L'ÉCOLE-DE-MÉDECINE.

1875

DES

PHLEGMONS SOUS-PÉRITONÉAUX

DE LA

PAROI ABDOMINALE ANTÉRIEURE

INTRODUCTION.

Nous avons réuni, dans ce travail, quelques cas de phlegmons sous-péritonéaux de la paroi antérieure de l'abdomen. Les premières observations que nous rapportons plus loin, ont été recueillies pendant l'année, dans les services de nos excellents maîtres MM. Guyot et Siredey, médecins à l'hôpital Lariboisière, et M. Cadet de Gassicourt, médecin à Sainte-Eugénie.

Les malades ayant guéri, le diagnostic n'a pu être contrôlé par l'autopsie : avons nous eu affaire à un phlegmon des parois abdominales, ayant pour siége le tissu cellulaire interposé au péritoine pariétal et à la paroi abdominale antérieure, ou bien à un de ces cas rares de péritonite suppurée ouverte à l'ombilic, comme M. Féréol en rapporte un certain nombre d'exemples, dans sa thèse inaugurale ? Voilà le point délicat de la question, voilà ce que nous chercherons surtout à éclaircir dans ce travail.

Pendant quelque temps, nous n'avons pas eu d'opinion arrêtée; nous avouerons même qu'avant de commencer nos recherches, rapprochant ces quelques cas, de ceux qui sont cités dans la thèse de M. Féréol, l'idée d'une péritonite suppurée nous souriait; mais après une étude plus approfondie de cette question, après une critique consciencieuse des observations que nous avons pu retrouver dans les ouvrages et les journaux de médécine, nous avons été obligé de modifier notre manière de voir. Il nous a semblé que bon nombre d'observations portant le titre de péritonite suppurée ouverte à l'ombilic (obs. VI, VII, VIII, IX), n'étaient autre chose que des phlegmons sous-péritonéaux et il n'est plus douteux pour nous, que nous ayons affaire à cette dernière affection chez les malades que le hasard place sous nos yeux en ce moment. La difficulté extrême qu'on éprouve à distinguer ces phlegmons des péritonites, a été signalée par les rares auteurs qui se sont occupés de cette question; et on conçoit aisément combien le doute est permis dans certains cas, quand on songe à l'énorme quantité de pus que peuvent contenir ces abcès, et à la possibilité d'une péritonite de voisinage, le plus souvent limitée, il est vrai, à la portion de la séreuse qui forme la paroi postérieure de l'abcès, mais pouvant aussi se généraliser, et envahir tout le péritoine.

Après avoir fait très-rapidement l'historique de cette affection rare et encore peu connue, et avant d'aborder notre sujet, nous croyons utile de rappeler en quelques mots, l'anatomie de la région abdominale antérieure, et surtout la disposition du péritoine et du tissu cellulaire sous-péritonéal dans la région hypogastrique et le petit bassin. Ces courtes notions nous serviront pour interpréter plus facilement quelques faits pathologiques. Nous rechercherons ensuite sous quelles influences se développent ces abcès, nous étudierons leurs symptômes, leur marche et leurs terminaisons; nous insisterons particulièrement sur le diagnostic, et enfin nous terminerons en indiquant quelle doit être la conduite du médecin ou du chirurgien lorsqu'il se trouve en présence de cas semblables.

HISTORIQUE.

Lorsqu'on parcourt les différents ouvrages qui traitent des maladies de l'abdomen, on est étonné du petit nombre de documents que possède la science sur les phlegmons sous-péritonéaux de la paroi abdominale antérieure. Ces phlegmons ont été beaucoup moins bien étudiés que ceux de la région lombaire, de la fosse iliaque et du ligament large, qui appartiennent cependant à la même classe, celle des phlegmons sous-péritonéaux.

Cette affection a été observée par Fabrice de Hilden, plus tard par Van Swieten (*Commentaires de Boerhaave*), puis par Ledran (*Observations et consultations de chirurgie*), Chomel l'ancien et Littré, enfin divers chirurgiens du siècle dernier. Ce sont ces phlegmons qui ont servi à constituer ce groupe morbide auquel nos prédécesseurs donnaient le nom d'hydropisie enkystée du péritoine et qui est devenu, comme le dit M. Bernutz, une sorte d'énigme pathologique, parce que les médecins du siècle dernier y font rentrer non-seulement des phlegmons de la paroi abdominale antérieure et des fosses iliaques, mais encore des péritonites partielles des kystes de l'ovaire. Mauquest de la Motte dans son traité de chirurgie, tome I, en rapporte quelques observations, mais frappé de la quantité énorme de pus, qui sort de ces abcès, il ne sait s'il doit en placer le siége en dehors du péritoine ou dans la cavité péritonéale elle-même. Cette affection fait le sujet d'un mémoire de Bourienne inséré dans l'ancien *Journal de médecine et de chirurgie*, 1775. Au commencement du siècle, Dance les étudie à l'article *Abdomen du Dictionnaire de médecine* en 30 vol. ; il met en relief certains points curieux de leur histoire, tels que l'intensité de la douleur et de la fièvre, leur marche particulière, et surtout la fétidité du pus qu'ils renferment.

Bricheteau (*Arch. de méd.*, série 3 t. VI, p. 435, rapporte une observation dans laquelle, lui et Marjolin éprouvent les plus grands embarras ; ce dernier avait diagnostiqué une péritonite avec épanchement ; la guérison eut lieu.

En 1850 M. Bernutz (*Arch. de méd.*, 4e série, t. XXXIII) publie un mémoire assez long, dans lequel il insiste surtout sur les difficultés du diagnostic avec la péritonite suppurée.

Velpeau, Boyer, Nélaton, Vidal (de Cassis) citent, dans leurs ouvrages, quelques exemples de ces vastes collections purulentes développées entre le péritoine et la paroi abdominale antérieure.

M. Féréol, dans sa thèse inaugurale, intitulée : « Des perforations de la paroi abdominale antérieure dans les péritonites, 1859 », réunit un certain nombre d'observations qui sont empruntées pour la plupart à des auteurs anciens, et semblent se rapporter bien plutôt au phlegmon sous-péritonéal, qu'à la péritonite.

L'auteur du reste reconnaît lui-même qu'elles sont d'une interprétation fort douteuse. L'une d'elles cependant attire l'attention, elle a été recueillie par M. Féréol lui-même et constitue l'argument le plus sérieux de cette thèse. Nous donnerons au paragraphe du diagnostic le résumé de cette longue observation qui, malgré l'autopsie, nous laisse plus que des doutes sur la réalité d'une péritonite suppurée.

Enfin il nous reste à mentionner l'article abdomen, dans les deux nouveaux dictionnaires de médecine, où MM. Guyon et Bernutz ont fait rapidement l'histoire de cette affection (*Dict. encyclop. des sciences méd.*, t. I, Guyon. *Dict. de méd. et de chir. prat.*, t. I, Bernutz).

NOTIONS ANATOMIQUES.

Avant d'aborder notre sujet, il nous paraît utile de rappeler quelques détails anatomiques, dont la connaissance nous aidera, je l'espère, à interpréter les symptômes et la marche de l'affection que nous nous proposons de décrire.

La paroi abdominale antérieure est formée de plusieurs couches superposées; je passerai rapidement sur les couches superficielles qui ne présentent aucun intérêt relativement à notre sujet, et j'insisterai spécialement sur les deux dernières couches, le péritoine et le tissu cellulaire sous-péritonéal.

La peau est lâchement unie aux couches sous-jacentes dans toute la région, excepté toutefois au niveau de la cicatrice ombilicale, à laquelle elle est fortement unie par une sorte de cordon très-solide.

Au-dessous de la peau, on trouve une couche de tissu cellulo-adipeux, dont l'épaisseur est très-variable, elle est formée de deux couches superposées, qui viennent se fixer sur la ligne blanche, en s'entrecroisant avec celles du côté opposé.

Après avoir enlevé cette couche sous-cutanée, on aperçoit une aponévrose blanchâtre, resplendissante, dont les fibres s'entrecroissent sous divers angles sur la ligne médiane, pour former la ligne blanche abdominale. Cette aponèvrose est formée par la réunion des feuillets fibreux, qui font suite aux muscles obliques et transverse de l'abdomen.

Ces quatres feuillets se dédoublent au niveau du bord externe du muscle droit, lui forment une gaîne complète dans ses trois quarts supérieurs, et se réunissent de nouveau en dedans de ces muscles, pour s'entrecroiser sur la ligne médiane, et former cette membrane solide, résistante, presque inextensible, qu'on appelle la ligne blanche abdominale. Elle occupe tout l'espace compris entre les muscles droits, et varie nécessairement avec le volume de ces muscles. A deux centimètres au-dessous de l'ombilic les deux muscles droits se rapprochent de telle sorte que leurs bords internes se touchent et que la ligne blanche se trouve réduite à un raphé fibreux; il en résulte que, immédiatement au-dessous de l'ombilic, se trouve un endroit où la paroi abdominale offre moins de résistance, puisqu'elle n'est plus soutenue par les muscles droits, c'est là ce qui explique en partie pourquoi les abcès sous-péritonéaux viennent de préférence s'ouvrir à ce niveau.

En arrière des muscles droits et de leur gaîne, on arrive sur ce que Velpeau appelait le *fascia propria*. M. Richet, ne considère pas le fascia propria comme une couche spéciale, pour lui ce fascia ne serait qu'une création du scalpel. Quoi qu'il en soit on doit entendre par là le tissu cellulaire sous-péritonéal. L'abondance de ce tissu cellulaire varie beaucoup suivant les individus, et offre des différences notables selon qu'on l'examine aux parties supérieure, moyenne et inférieure de la région.

Dans la partie supérieure cette couche est peu abondante et assez serrée, aussi le péritoine adhère-t-il plus intimement à la face profonde des aponévroses de l'abdomen, dans quelques points même, l'adhérence est si intime qu'il serait impossible de l'isoler.

Au-dessous de l'ombilic, le fascia propria devient de plus en plus lâche, et d'autant plus abondant qu'on approche de la partie inférieure de l'abdomen. En arrière du muscle transverse, il prend le nom de *fascia transversalis*. Le fascia transversalis, se présente différemment selon les sujets; chez les uns, il forme seulement une lamelle celluleuse, chez les autres une couche fibreuse.

Dans la majorité des cas, comme l'a fort bien fait observer M. Richet, il est formé de deux lamelles, l'une fibreuse, accolée à la face postérieure du muscle transverse, et n'existant que chez les individus forts et bien musclés, c'est le *fascia transversalis fibreux*, l'autre celluleuse située entre la précédente et le péritoine, c'est le *fascia transversalis celluleux*.

Le premier ne présente aucun intérêt pour nous, mais il n'en est pas de même du second, puisque les vastes collections purulentes que nous nous proposons d'étudier, ont pour siége le fascia transversalis celluleux, continué en haut par e fascia propria. Cette couche n'a pas de limites bien marquées, elle se confond en bas avec le tissu cellulaire du petit bassin, et en dehors avec celui des fosses iliaques, elle enveloppe chez l'homme le cordon spermatique et l'accompagne de la façon la plus manifeste jusqu'au fond des bourses, ce qui explique comment un abcès sous-péritonéal de la paroi antérieure, peut venir s'ouvrir dans le scrotum, comme j'en ai retrouvé un exemple dans un journal de médécine.

Les connexions de ce tissu cellulaire avec celui des fosses iliaques et du petit bassin, expliquent encore très-bien, comment les phlegmons de la paroi abdominale s'accompagnent ou se compliquent si souvent de phlegmons de la fosse iliaque ou du ligament large. Ces diverses variétés d'abcès appartiennent évidemment à une même classe à laquelle on peut donner le nom de phlegmons sous-péritonéaux.

Il nous reste maintenant à étudier le péritoine et à indiquer comment il se comporte dans toute cette région. Le feuillet pariétal du péritoine, beaucoup moins vasculaire que le feuillet viscéral, est aussi bien moins sujet à s'enflammer; et cette condition anatomique explique le peu de gravité relative des plaies même larges de l'abdomen ; elle rend compte aussi de l'absence possible de péritonite dans les phlegmons sous-péritonéaux, alors cependant que le péritoine est décollé par le pus dans une étendue considérable.

Si nous envisageons par sa face postérieure la paroi abdominale tapissée par le péritoine, nous voyons des saillies linéaires, et des dépressions importantes à noter. Au centre, on trouve l'ombilic, au-dessus de l'ombilic un cordon fibreux qui se porte en haut et à droite vers le bord antérieur du foie, en soulevant le péritoine, pour fermer la grande faux de la veine ombilicale. En dessous de l'ombilic on voit se détâcher un cordon fibreux assez mince, qui descend verticalement sur la ligne médiane pour atteindre le sommet de la vessie, c'est l'ouraque. De chaque côté se trouvent deux autres cordons plus saillants qui partent également de l'ombilic, s'écartent à droite et à gauche en soulevant le péritoine, et vont gagner les parties latérales de la vessie, ce sont les vestiges des artères ombilicales. Ces trois cordons forment chez le fœtus trois replis divergents qui constituent les petites faux du péritoine. Si nous insistons sur la disposition de ces cordons, c'est que selon nous ils jouent un certain rôle dans l'affection qui nous occupe ; ils conduisent pour ainsi dire le pus au-dessous de l'ombilic, dans ce point très-limité où se fait presque toujours la perforation.

Arrivé au-dessus du pli de l'aine, le péritoine passe sur l'anneau crural et les vaisseaux iliaques externes, et se comporte différemment à droite, à gauche et au milieu. A gauche la séreuse remonte sur le fascia iliaca, et enveloppe l'S iliaque en lui donnant un pédicule membraneux qui lui permet une assez grande mobilité. A droite, il affecte à peu près la même disposition, fournit au cæcum une enveloppe tantôt complète, tantôt incomplète, variable du reste avec les individus, l'état de plénitude ou de vacuité de l'intestin. La face profonde de la séreuse est en rapport avec le tissu cellulaire de la fosse iliaque, qui se continue en dedans et en haut avec le tissu cellulaire de la paroi abdominale.

Dans le petit bassin, le péritoine revêt, mais incomplètement les viscères intra-pelviens ; sa disposition diffère nécessairement chez l'homme et chez la femme, mais comme l'affection qui nous occupe s'observe beaucoup plus souvent chez cette dernière, nous insisterons sur le trajet qu'il suit dans ce sexe.

Après avoir tapissé la paroi abdominale antérieure, il passe sur la vessie dont il recouvre seulement la paroi postérieure et une partie des parois latérales, puis il se continue par sa circonférence avec le péritoine des parties voisines. Quand la vessie est pleine, la séreuse, au lieu de continuer son trajet descendant, remonte pour atteindre le sommet du réservoir urinaire et décrit au-dessus de la symphyse des pubis, une courbe à concavité supérieure : c'est le cul-de-sac vésico-abdominal du péritoine. Après avoir tapissé la face postérieure de la vessie, cette membrane se réfléchit chez la femme, sur l'utérus, un peu au-dessous de l'union du col avec le corps, et se prolonge de chaque côté sur les feuillets musculaires des ligaments larges.

Le péritoine présente donc par rapport à la vessie, une partie fixe, centrale, qui ne l'abandonne jamais, et une partie périphérique ou flottante, qui tantôt la recouvre, tantôt s'en détache. La première qui répond à la partie médiane de la face postérieure, lui adhère par un tissu cellulaire plus dense, la seconde ne lui est unie que par un tissu cellulo-graisseux plus ou mois abondant et très-lâche.

Je ne dirai qu'un mot du ligament large : cette cloison menbraneuse, étendue de l'utérus aux parois du bassin, est constituée par le péritoine superposé à une charpente fibreuse, des fibres musculaires décrites par Rouget, des vaisseaux nombreux, et un tissu connectif âbondant, en constituent les éléments anatomiques.

Le tissu cellulaire des ligaments larges se continue en avant avec le tissu cellulaire assez lâche que nous avons vu interposé au péritoine et à la vessie, et par cet intermédiaire il communique avec celui des fosses iliaques et de la paroi abdominale.

Nous verrons bientôt que les faits cliniques sont en parfait accord avec ces dispositions anatomiques. Si j'ai insisté aussi longuement sur la disposition du péritoine, par rapport aux organes du petit bassin, c'est que ces détails m'ont paru nécessaires pour bien faire comprendre comment, dans un certain nombre de cas, les abcès de la paroi antérieure ont pour point de départ un phlegmon du ligament large ou de la fosse iliaque. C'est je crois pour n'avoir pas assez tenu compte de cette étiologie et de cette marche, que ces vastes collections purulentes extra-péritonéales ont été si souvent prises pour de véritables péritonites suppurées, ouvertes spontanément à l'ombilic.

ÉTIOLOGIE.

Les phlegmons et abcès de la paroi abdominale antérieure s'observent assez rarement. C'est à un heureux hasard que nous devons d'avoir pu en observer plusieurs cas cette année. Les trois malades, dont nous donnons plus loin les observations, sont encore à l'hôpital en ce moment et en voie de guérison. Nous espérions pouvoir ajouter à ces observations celle d'une femme que nous avons pu suivre au commencement de l'année à l'hôpital Lariboisière; cette observation très-intéressante est entre les mains de M. Siredey. Enfin, nous nous rappelons avoir vu en 1873, dans le service de M. Guyot, où nous étions externe à cette époque, une femme, qui quelque temps après son accouchement, rendit par une ouverture spontanée, qui se fit au voisinage de l'ombilic, des flots de pus horriblement fétide; cet écoulement continua quelque temps, et la malade guérit. Quoique l'observation n'ait pas été prise, nous avons été tellement frappé de cet accident inattendu, que ce fait est resté profondément gravé dans notre mémoire, et nous sommes convaincu que chez cette malade, nous avons eu affaire à un abcès sous-péritonéal de la paroi antérieure de l'abdomen.

Les causes qui donnent naissance à cette affection sont nombreuses ; chez un certain nombre de malades, l'étiologie est très-nette, chez d'autres au contraire elle est douteuse, chez quelques-uns enfin il est impossible de remonter à la cause.

L'état puerpéral nous a semblé jouer le principal rôle. Nous avons cherché à expliquer cette fréquence à la suite de l'accouchement, fréquence que les auteurs se contentent de signaler, sans en rechercher la raison. Dans toutes les observations que nous avons pu trouver, nous voyons cette affection précédée ou accompagnée chez la femme en couche, de phlegmon du ligament large. Nous en concluons que les phlegmons de la paroi antérieure, survenant dans la puerpéralité, ne sont probablement jamais primitifs, mais toujours consécutifs à une inflammation ayant pour point de départ, soit le tissu cellulaire des ligaments larges, soit le tissu cellulaire péri-utérin, inflammation très-fréquente et s'expliquant parfaitement à la suite des couches. Si on se rappelle les notions anatomiques sur lesquelles nous venons d'insister à dessein, on suivra la marche de la phlegmasie qui, des ligaments larges, envahit le tissu cellulaire sous-péritonéal du petit bassin, et gagne celui de la paroi antérieure de l'abdomen, en passant le plus souvent par une des fosses iliaques. Chez la malade de M. Guyot (obs. I), il est regrettable que le toucher vaginal n'ait pas été pratiqué dès le début ; mais plus tard on constate des signes de périmétrite non douteux. Dans l'observation de M. Féréol, les accidents ont commencé par un phlegmon du ligament large. Enfin dans celle de M. Marotte, ce phlegmon du ligament large n'est pas douteux non plus, et il existait dès le début, puisque la malade dans les renseignements qu'elle donne à son entrée, dit « avoir ouï parler d'un abcès ouvert dans le vagin. » Nous citons ces deux observations, quoiqu'elles portent le titre de péritonite suppurée, parce que nous sommes convaincu qu'il y a eu erreur de diagnostic et que la réalité de ces prétendues péritonites purulentes venant s'ouvrir spontanément à l'ombilic, ne nous est pas démontrée.

On pourra nous objecter que c'est le phlegmon du ligament large, qui, au contraire, est consécutif au phlegmon de la paroi; le pus après s'être collecté au-dessous du péritoine pariétal obéirait à l'action de la pesanteur, et après avoir décollé la séreuse de haut en bas, viendrait former une collection secondaire dans un des culs-de-sac latéraux ou antérieur du vagin. Cette marche en effet n'est pas impossible, c'est celle des abcès par congestion à part la lésion osseuse; mais alors nous ne nous expliquerions plus le lien qui rattache les abcès de la paroi antérieure à la puerpéralité, et pourtant leur fréquence relative à la suite de l'accouchement prouve qu'il y a là plus qu'une simple coïncidence. D'un autre côté, ce qui prouve en faveur de l'hypothèse que nous osons émettre, c'est que d'une part, dans certaines observations, le début de l'inflammation par le ligament large est très-net, et d'autre part, dans les abcès de la paroi antérieure qui ne sont pas d'origine puerpérale, il n'est pas ordinaire de voir les fusées purulentes s'étendre aussi loin. Cette étiologie expliquerait encore la gravité beaucoup plus grande de ces phlegmons, lorsqu'ils surviennent à la suite des couches.

En dehors de l'état puerpéral, l'étiologie devient beaucoup plus obscure. Ils peuvent succéder à une contusion des parois abdominales, comme semble le prouver une observation de Bourienne; d'autres fois ils surviennent comme crise dans une maladie générale; dans quelques cas ils ont succédé à des frictions irritantes, des purgatifs drastiques, des excès alcooliques. M. Bernutz insiste sur l'influence des affections intestinales, dont, il est vrai, on ne comprend pas le mode d'influence pathologique sur le tissu cellulaire de la région ombilicale.

Les tumeurs intra-abdominales ont été quelquefois l'occasion d'inflammations phlegmoneuses des parois. On a signalé de vastes abcès sous-péritonéaux évidemment déterminés par la présence de masses carcinomateuses, développées dans l'épiploon.

Dans quelques cas, ils sont secondaires, et peuvent naître à la suite de lésions éloignées ; c'est ainsi que le pus collecté dans un abcès de la fosse iliaque, peut décoller le péritoine tout le long de la paroi antérieure, et venir s'ouvrir au niveau de l'ombilic.

Ces phlegmons peuvent encore être liés à un travail ulcératif, destiné à amener l'élimination d'un corps étranger développé dans l'abdomen, comme des calculs biliaires, des vers intestinaux, des aiguilles, un fragment d'os ; mais dans ce cas, l'inflammation prend une forme subaiguë. Enfin dans bon nombre de cas, la cause nous échappe absolument ; on a accusé alors les refroidissements, et pour déguiser notre ignorance, on dit qu'ils sont d'origine rhumatismale.

SYMPTOMATOLOGIE, MARCHE, TERMINAISON.

Avant d'étudier les symptômes de cette affection, nous placerons ici les observations des malades que nous avons eu l'occasion de voir dans le courant de l'année. L'histoire de ces quelques malades nous rendra, je l'espère, la tâche plus facile.

Observation I. — Phlegmon sous-péritonéal de la paroi antérieure de l'abdomen ; ouverture spontanée au niveau de l'ombilic. Pleurésie purulente suivie de guérison. Persistance de la fistule ombilicale. (Observation recueillie par M. Auger, interne du service.)

Catherine Bloëm, âgée de 21 ans, domestique, entre le 1er mai 1875 à la Maison de Santé, dans le service du Dr Labbé, présentant, d'après l'observation qu'a bien voulu me communiquer mon collègue Richau, les phénomènes suivants :

Quatorze jours avant son entrée elle serait accouchée normalement, et quatre jours après, à la suite d'un refroidissement, ses lochies se seraient arrêtées, et, en même temps, apparaissait du frisson ; son ventre augmentait de volume sans vomissements ni nausées, puis survenait un point de côté à droite s'accompagnant de toux. A son entrée, on constatait un pouls petit, rapide, avec une température peu élevée, le ventre était tuméfié sans tympanisme, on trouvait de la matité dans toute son étendue. Pas de lochies.

A l'auscultation, diminution du murmure vésiculaire aux deux bases. — Traitement : onguent napolitain sur le ventre, cataplasmes.

Le 3 mars. Les lochies se montrent de nouveau.

Le 5. La malade est constipée. (Eau de Sedlitz.) Les lochies s'arrêtent.

Le 7. Absence de respiration aux deux bases. A droite et en arrière, vers la partie moyenne, on trouve du souffle. Ventre toujours très-ballonné.

Le 9. On a la sensation de flot dans le ventre, avec un peu d'œdème aux jambes. Le souffle pulmonaire persiste à droite, à gauche on trouve des frottements humides.

Le 10. La respiration revient en partie dans le poumon gauche ; toujours du souffle à droite ; l'appétit continue à être excellent.

Le 14. Un vésicatoire à l'ammoniaque, sur l'abdomen, produit à peine une légère rougeur.

Le 15. La malade est très oppressée; respiration très-affaiblie à droite, supplémentaire à gauche.

Le 16. Au sommet droit, souffle intense en arrière, une zone où la respiration est pure et normale, plus bas, respiration presque nulle. Le soir, la zone de respiration normale a disparu.

Le 17. L'ombilic est rouge, projeté en avant, avec un point blanc au centre.

Le 18. Dans la nuit, le point blanchâtre s'ulcère, et laisse sortir un jet de liquide verdâtre, contenant des grumeaux, le soir, l'ouverture s'agrandit, et par la pression, on fait sortir du pus contenant de gros grumeaux.

Le 19. Il sort encore du liquide, la malade se trouve beaucoup mieux. L'eschare du sacrum commence à bourgeonner.

Le 20. La respiration ne s'entend plus dans les trois quarts inférieurs à droite. Thoracentèse, issue de 2,250 grammes de liquide verdâtre, contenant du pus en grande quantité. Soulagement marqué. A l'auscultation, on entend du frottement.

Le 21. L'écoulement de pus par l'ombilic diminue, le ventre a diminué.

A l'auscultation, on entend à droite le murmure vésiculaire soufflant dans le lointain, à gauche le murmure supplémentaire a disparu. La malade mange toujours avec appétit.

Le 22. La respiration s'entend dans les quatre cinquièmes supérieurs, en avant, percussion normale. Il s'écoule toujours du pus par l'ombilic.

Le 24. Vésicatoire à droite et en arrière. Pouls petit et fréquent.

Le 25. Pouls très-fréquent, mais sans élévation de température. Souffle dans les deux tiers inférieurs du poumon droit.

Le 29. Le souffle a disparu ; on entend le murmure vésiculaire dans toute la hauteur. La malade est transportée à l'hôpital Lariboisière (service de M. Guyot).

Le 31. La malade paraît très-affaiblie, elle est très-pâle et amaigrie, pourtant elle a bon appétit ; la digestion se fait bien ; pas de sueurs nocturnes, pas de frissons, un peu de diarrhée. La nuit, elle dort peu. Matin, P. 108 ; R. 34 ; T. axillaire 37°,6. — Soir, P. 128, R. 28 T., 38°,4.

Percussion normale, à gauche et en avant, il en est de même de la respiration à droite et en avant, résonnance aérique, depuis le sommet du poumon, jusqu'au niveau du mamelon où commence la matité, se confondant avec celle du foie, qui du reste ne dépasse pas les fausses côtes. En arrière, matité incomplète dans tout le poumon droit. Auscultation: A droite et en avant, apnée presque complète, bruit de succussion hippocratique, sans souffle ni tintement métallique. En arrière, on entend dans la moitié supérieure un peu de respiration, mais très-faible et très-profonde. Dans la moitié inférieure, apnée.

Le 3 avril. Il ne s'écoule plus de liquide par le nombril. Quand on ausculte la malade couchée, on constate en avant et à droite une absence du murmure vésiculaire et du souffle ; bruit de succussion hippocratique ; en arrière, souffle amphorique aux deux temps, pas de bruit de flot.

Le soir, la malade a un peu de fièvre, P. 136, R. 40, T. 38°,8.

Le ventre est légèrement ballonné, sans douleur à la pression ; pas de trace de liquide. La malade continue à manger sa portion.

Le 4. On fait une ponction dans le 6e espace intercostal, et on retire 2,100 grammes de pus sans odeur. On ne constate aucun dégagement de gaz dans l'appareil. Vers la fin de l'opération, la malade est prise d'accès de toux et de phénomènes d'asphyxie qui obligent d'interrompre de temps en temps l'écoulement du liquide. L'évacuation terminée, on voit les espaces intercostaux se dessiner et présenter à leur niveau une dépression marquée à chaque inspiration. La matité persiste toujours. En avant et à droite la résonnance aérique a complètement disparu, il n'y a plus qu'un peu de skodisme. A l'auscultation, on entend le murmure vésiculaire dans toute la hauteur du poumon, mélangé à des bouffées de râles humides, à bulles éclatantes et inégales. Plus de bruit de succussion. L'appétit est bon. P. 128, T. 38°,4.

Le 7. L'état général est toujours bon, le ballonnement du ventre est augmenté. On sent la fluctuation. Quand la malade est assise, on voit deux poches se former au niveau de la région lombaire.

La percussion sous la clavicule droite, donne une sonorité exagérée, moindre cependant qu'avant la ponction. Matité au niveau du mamelon, pas de succussion hippocratique.

A l'auscultation, on entend des bouffées de râles sous-crépitants à bulles moyennes. En arrière, la matité remonte jusqu'à l'épine de l'omoplate.

Le 8. On fait une nouvelle ponction qui donne issue à 1,200 gr. de pus, sans odeur et mélangé d'un peu de sang. La malade a été prise de suffocation et d'envies de vomir qui ont forcé d'interrompre l'écoulement. Le soir, la malade qui n'a pas mangé, a de la fièvre, les pommettes sont injectées; elle se plaint de souffrir dans le dos.

Le 9. L'ombilic s'est ouvert spontanément et a laissé couler plus de deux litres de pus verdâtre avec grumeaux. La malade a toujours de l'appétit, pourtant on constate de la fièvre le soir. La température se maintient entre 39°,2 et 39°,8. Pas de frissons.

Le 10. Il s'écoule toujours de la sérosité purulente par l'ombilic.

Le 17. Il y a trois jours, et tout à fait à la partie externe et supérieure du poumon droit en arrière, on trouve un léger bruit de succussion avec résonnance tympanique. Ce bruit de succussion s'accentue le 16 au matin, il est très-net en arrière et au sommet (constaté par M. Siredey). Depuis quelques jours la malade a de la fièvre le soir ; aussi, le 17 on fait une nouvelle ponction et on retire 1,000 gr. environ de pus légèrement teinté de sang. Point de dégagement de gaz dans l'appareil. Le pus n'a aucune odeur spéciale. L'écoulement purulent par le ventre continue.

Le 21. La fièvre augmentant le soir, et la dernière ponction n'ayant amené aucun soulagement, on se décide à pratiquer l'empyème. L'incision est faite dans le 7° espace intercostal et dans la région axillaire. On évacue une très-grande quantité de pus. Pour arriver dans la plèvre, il a fallu inciser une très-grande épaisseur de fausses membranes. Le soir même on fait une injection d'eau alcoolisée. Les lavages sont répétés deux fois par jour.

Le 23. L'état général n'est pas bon, pourtant la malade a été soulagée par l'opération, elle mange toujours avec assez d'appétit; pas de diarrhée. La plaie ombilicale est fermée.

Le 27. Les lavages dans la plèvre amènent au-dehors du pus et des grumeaux fibrineux. Le ventre se ballonne de nouveau ; on introduit un stylet dans la plaie de l'ombilic et on permet à une certaine quantité de sérosité purulente de s'écouler au dehors. On fixe un tube à demeure en caoutchouc dans la plaie de la poitrine et on fait des lavages avec l'appareil siphon de M. Potain. Une tige de laminaire est introduite dans la fistule ombilicale, et le soir, en l'enlevant, on donne issue à un pus crémeux, sans odeur spéciale.

Le 28. La température baisse le soir ; la malade dort et mange bien. On place un tube dans la plaie ombilicale et on fait des lavages avec de l'eau alcoolisée deux fois par jour. On peut introduire ainsi environ 600 gr. de liquide, sans douleur pour la malade.

Le 15 mai. L'état s'améliore, l'appétit revient, la fièvre diminue (1). On continue matin et soir les injections d'eau alcoolisée. Il sort de la poitrine environ 200 gr. d'eau mélangée de pus, celle qui revient par l'ombilic est presque blanche. La malade commence à se lever.

Le 1er juin. L'amélioration continue. L'état local des deux foyers purulents est à peu près le même. La température prise matin et soir depuis quinze jours oscille entre 36°,5 et 37°,6.

Le 12. Le matin on a fait les injections comme de coutume, peu de temps après la malade éprouve une douleur assez vive dans le ventre, le soir, l'abdomen est douloureux et tendu, la peau chaude, le pouls fréquent, nausées sans vomissements. — Cataplasmes laudanisés.

Le 13. La nuit a été mauvaise, la malade n'a pas dormi ; elle souffre toujours dans le ventre ; pas de vomissements. Injection matin et soir. La quantité de pus n'a pas augmenté.

Le 14. Même état, la figure est un peu tirée, anorexie, perte de sommeil, ventre tendu et douloureux. Pas de vomissements. Le soir elle se trouve mieux, elle a un peu mangé. Douleurs toujours très-vives dans le ventre, pas de selles depuis hier. On n'entend pas le murmure vésiculaire dans le poumon droit, matité dans toute son étendue en arrière. A gauche, sonorité et murmure vésiculaire normaux. T. 39°,9.

Le 15. Pas de sommeil, nausées sans vomissements, le ventre est un peu moins douloureux qu'hier. Injection avec acide phénique et chloral (10 gr. de chaque pour 250 gr. d'eau, une cuillerée pour chaque injection.) Le soir on dilate l'orifice ombilical avec une tige de laminaire. T. 38°,2.

Le 16. Le soir on retire la laminaire, et en pressant sur le ventre, on fait sortir par le trajet une cuillerée de pus verdâtre et concret. Douleurs

(1) Du 15 mai au 15 juillet l'observation a été recueillie par M. Gœtz, interne provisoire.

dans le ventre et surtout dans la fosse iliaque droite. Dans la journée la malade a eu des nausées sans vomissements. Douleurs vives dans le ventre et principalement dans la fosse iliaque droite au-dessus de l'arcade de Fallope, où l'on sent de l'empâtement.

Le 17. Pas de sommeil ; les douleurs de ventre continuent. Par le toucher vaginal, on trouve le cul-de-sac antérieur empâté, complètement effacé. Pas de vomissements. T. 38°,4.

Le 18. La malade a vomi ce matin un peu de bile, elle souffre toujours dans la fosse iliaque, où l'on a une fausse sensation de fluctuation. Une ponction exploratrice avec un trois-quarts capillaire ne donne aucun résultat.

Le 19. La malade souffre toujours beaucoup. Elle a vomi plusieurs fois abondamment (potage et bile). Son état est plus mauvais. — Vésicatoire volant, cataplasmes, onguent mercuriel belladoné ; potion de Rivière, potages.

Le 20. La nuit a été un peu plus calme. Pas de vomissements. A 11 h. et demie elle a eu un violent accès d'étouffement.

Le 21. Elle n'a pas vomi depuis hier ; la nuit a été bonne ; elle est assoupie ce matin. Le ventre est tendu, douloureux, surtout dans la fosse iliaque droite. L'auscultation n'indique rien de nouveau. Le soir la malade est prostrée, elle a du hoquet, la langue est blanche, rouge à la pointe ; toute la journée vomissements bilieux.

Le 22. Les vomissements ont continué. Pas ou peu de sommeil ce matin, la malade est plus éveillée, la peau est chaude, elle répond mieux. T. 37°,8. — Injections de morphine, eau-de-vie, thé.

Le 23. La nuit dernière a été un peu meilleure. Aujourd'hui elle va mieux, mais souffre toujours dans la région hypogastrique ; elle a mangé un œuf. Vomissement de bile à 5 heures du soir.

Le 24. Nuit meilleure; quelques vomissements ; à la région hypogastrique on sent un empâtement très-étendu ; le pouls est petit. T. 36°,8. Le soir la malade se trouve mieux, elle n'a pas eu de vomissements ; les douleurs de ventre ont diminué. Elle a mangé un œuf ; lait, bière.

Le 25. Nuit calme. Vomissements. — Eau de chaux, glace.

Le 27. La malade va mieux, pas de vomissements, l'appétit revient, le ventre est un peu ballonné, les douleurs sont moins vives, il sort du pus par la fistule ombilicale.

Le 28. Le ventre est très-tendu et douloureux. Par le toucher on trouve le col porté en haut ; le cul-de-sac antérieur effacé, la paroi vaginale antérieure œdématiée. Le soir la malade se trouve beaucoup mieux. T. 37°,2.

Le 29. En faisant, le soir, l'injection abdominale, on remarque que l'eau qui sort est fortement mélangée d'un pus verdâtre et bien lié, que la pression sur le ventre fait couler en notable quantité. La malade se trouve mieux, elle mange un peu.

Le 4 juillet. Depuis que cette collection purulente s'est vidée, l'état de la malade s'est notablement amélioré. La température du soir et du matin ne dépasse plus 37° à 37°,5. Le ventre n'est plus tendu ni douloureux, il sort très-peu de pus par l'ombilic. Quant à la poitrine, l'eau en sort complètement blanche et la plèvre ne laisse plus pénétrer que 60 gr. environ de liquide. La respiration s'entend dans toute l'étendue du poumon en arrière et à droite.

Le 7. L'état de la malade continue à s'améliorer, elle mange un peu, n'a plus de fièvre ; on ne fait plus qu'une injection par jour. Il ne sort presque plus de pus par l'ombilic, pourtant il reste toujours de l'empâtement dans la région hypogastrique. A l'auscultation, on entend la respiration presque jusqu'en bas, avec des frottements très-rudes au niveau de l'angle de l'omoplate.

Le 15. Lorsque je reprends le service, je trouve la malade dans le même état que lorsque je l'ai quitté : l'appétit est médiocre, Catherine peut à peine manger de la viande, les légumes seuls lui font plaisir. Elle demande du lard, et cette nourriture paraît réveiller son appétit. Il sort très-peu de pus par les fistules pleurale et ombilicale, le moral est excellent ; la malade est gaie.

Le 5 août. Ce soir elle se plaint de douleurs dans le ventre : nausées, perte de l'appétit. Le ventre n'est pas tuméfié, mais il est douloureux à la pression, surtout dans la région sous-ombilicale. Par la palpation on trouve une plaque indurée dans la fosse iliaque droite, plaque superficielle, n'adhérant pas à la peau. Le toucher vaginal n'indique aucune saillie dans le vagin, le col est effacé, on ne sent pas son ouverture.

On continue les lavages deux fois par jour ; le liquide sort toujours mélangé d'un peu de pus. Au bout de quelques jours la douleur abdominale disparaît, la malade reprend sa gaîté.

Le 8 septembre. Depuis quelque temps, l'état de la malade est excellent, l'appétit est beaucoup moins capricieux, et sans manger beaucoup de pain, elle prend 4 ou 5 portions de viande. Elle boit de la bière et continue son traitement tonique : potion de Tood café, extrait de quinquina. Dans la fosse iliaque droite on sent toujours un empâtement superficiel mais douloureux. C'est à peine si on peut introduire quelques gouttes de liquide par l'ombilic, il ne sort plus de pus.

La plèvre ne donne issue qu'à quelques gouttes de pus. La malade engraisse, les couleurs lui reviennent, elle se lève tous les jours quelques heures.

Le 17. Depuis un jour ou deux, un peu de fièvre le soir, le ventre est douloureux, moins d'appétit. La plaque indurée dans la fosse iliaque droite, s'est étalée, douleurs dans la fosse iliaque gauche, à la pression, les lavages entraînent un peu plus de pus par l'ombilic.

Le 18. Il sort environ deux cuillerées à bouche de pus par l'ombilic, l'appétit revient, moins de douleurs.

Le 20 octobre. La malade continue à aller de mieux en mieux, comme état général ; elle engraisse notablement. Il y a quelques jours, on a enlevé le tube qu'elle avait dans la poitrine, et on se contente de faire quelques injections iodées ; il ne sort plus de pus de la plèvre.

A la palpation le ventre est devenu souple, on ne sent plus la plaque indurée à droite ; pas de douleurs à la pression ; il sort à peine quelques gouttes de pus par l'ombilic, la malade reste levée trois ou quatre heures.

Le 28. Depuis avant-hier, la malade souffre de nouveau dans le ventre, elle n'a pas mangé hier et on trouve à la palpation, de l'empâtement à gauche, s'étendant dans la fosse iliaque et dans le flanc, l'empâtement est superficiel, adhérent à la peau. La fistule pleurale est complètement cicatrisée.

Le 5 novembre. La malade a vu disparaître la douleur rapidement, par le repos et les cataplasmes ; mais, à la suite d'un nouvel essai, pour rester levée, la douleur abdominale est revenue avec un peu de fièvre le soir, et d'empâtement dans le flanc gauche. On fait pénétrer de nouveau une sonde par l'ombilic et il sort une ou deux cuillerées de pus ; lavage deux fois par jour. L'état général redevient bon ainsi que l'appétit ; il reste toujours de l'induration dans le flanc et la fosse iliaque gauche.

Le 12. L'amélioration continue ; la malade marche vers la guérison.

Au toucher vaginal, on trouve un empâtement très-sensible, au niveau du cul-de-sac antérieur et de la paroi vaginale correspondante ; les culs-de-sac latéraux sont presque complètement effacés, mais aucune tumeur ne fait saillie dans le vagin. La pression est un peu douloureuse sur ces divers points. Le cul-de-sac postérieur est libre.

Nous allons rappeler en peu de mots les principaux détails de cette longue et intéressante observation, mais auparavant, qu'il nous soit permis d'adresser nos remerciements à M. Auger, interne des hôpitaux, qui a bien voulu nous la communiquer.

Cette observation est intéressante à plusieurs titres : D'abord au point de vue de la pleurésie purulente qui domine la situation de la malade pendant les premiers mois.

Nous voudrions pouvoir nous étendre plus longuement sur cette complication plus grave que la maladie primitive elle-même, et qui cependant a guéri avec une rapidité remarquable, grâce au traitement institué par notre excellent maître M. Guyot. Notons encore la fâcheuse prédisposition de la malade à la purulence, prédisposition que l'ondoit rattacher probablement à l'état puerpéral.

C'est surtout au point de vue des accidents survenus du côté de l'abdomen, que cette observation nous intéresse. Nous nous trouvons ici en présence d'un de ces cas très-difficiles, dans lesquels on est en droit de se demander si l'on n'a pas affaire à une véritable péritonite suppurée ouverte à l'ombilic, plutôt qu'à une collection sous-péritonéale. On trouve, dans les annales de la science, un certain nombre d'observations analogues qui laissent des doutes à cet égard. Nous croyons cependant qu'en observant attentivement et jour par jour les malades, en étudiant minutieusement tous les caractères de la tumeur, on peut arriver à distinguer si elle est intra ou extra-péritonéale. Il n'est plus douteux pour nous que nous ayons eu affaire ici à un vaste phlegmon sous-séreux, terminé par suppuration. C'est aussi l'avis de nos maîtres MM. Guyot et Siredey, qui ont suivi la malade.

Chez notre jeune fille, les symptômes du début ont été masqués par ceux de la pleurésie qui a surtout attiré l'attention, aussi les renseignements à cette période de la maladie manquent-ils un peu de précision ; l'observation parle seulement d'un frisson, de la suppression des lochies, de la tuméfaction du ventre sans tympanisme, de la constipation, symptômes qui appartiennent également à la péritonite et au phlegmon. Ces détails sont jusqu'ici trop incomplets pour qu'on puisse se faire une opinion sur la véritable nature de la malade; mais en suivant pas à pas la marche de la phlegmasie, depuis le jour où cette jeune femme entre dans le service de M. Guyot, il n'est plus permis de songer à une péritonite purulente, comme on avait semblé le croire à la Maison de Santé.

D'abord la perforation spontanée de l'ombilic est déjà très-importante, au point de vue du diagnostic, car nous verrons bientôt que les abcès sous-péritonéaux viennent presque toujours s'ouvrir à ce niveau, tandis qu'il n'est pas prouvé d'une façon évidente, que le pus des péritonites se soit jamais éliminé en perforant la paroi antérieure de l'abdomen. Ensuite, on s'expliquerait difficilement qu'une péritonite survenant à la suite des couches, pût rester limitée au voisinage de l'ombilic; et le toucher vaginal, quoique pratiqué un peu tard, a prouvé qu'il n'existait pas de pelvi-péritonite mais seulement de la périmétrite, peut-être du phlegmon du ligament large.

Nous signalerons chez cette malade la tendance très-marquée aux rechutes, à chaque nouvelle tentative qu'elle fait pour se lever. M. Bernutz a beaucoup insisté sur ces poussées aiguës, survenant à la suite d'une légère imprudence, tant que la résolution de la tumeur n'est pas complète, nous ferons remarquer aussi combien est caractéristique cet empâtement superficiel, adhérent à la peau, qu'on trouve dans toute la fosse iliaque droite et une partie de la paroi antérieure.

Enfin quoiqu'il existe une grande similitude entre les symptômes du phlegmon et ceux de la péritonite, le cortége symptomatique de cette dernière affection est beaucoup plus effrayant, les symptômes généraux presentent une gravité qu'on ne retrouve pas, dans les inflammations même très-étendues du fascia propria. La terminaison presque toujours favorable, dans ce dernier cas, est au contraire très-souvent fatale dans les péritonites suppurées, surtout lorsqu'elles surviennent à la suite de l'accouchement. Eût-il donc été permis d'espérer une guérison aussi rapide, chez une femme déjà atteinte de pleurésie purulente?

Obs. II. — Phlegmon sous-péritonéal de la paroi abdominale antérieure sans cause appréciable; ouverture au-dessous de l'ombilic; guérison rapide.

Chapelain (Charles), âgé de 11 ans, entre le 26 octobre 1875, à l'hôpital Sainte-Eugénie, salle Saint-Joseph, n° 24, dans le service de M. Cadet de Gassicourt.

Il y a environ trois mois, cet enfant avait quitté le service, où il était entré quelques semaines auparavant, pour se faire soigner d'une bronchite chronique suspecte; il va passer les mois d'août et de septembre à la campagne, et rentre dans sa famille au commencement d'octobre, assez bien portant pour retourner en classe. Il était de retour chez ses parents depuis huit jours, lorsqu'il fut pris tout à coup d'un malaise très-prononcé avec fièvre et inappétence, en même temps, une douleur extrêmement vive se manifeste dans la région hypogastrique, elle augmente dans l'inspiration, la toux et le moindre effort; bientôt cette douleur se généralise dans toute l'étendue des parois abdominales. Ce n'est qu'au bout de deux jours que les parents s'aperçoivent que leur enfant a le ventre dur et volumineux dans toute la région située au-dessous de l'ombilic.

Le 26 octobre. L'enfant entre à l'hôpital; il éprouve toujours un grand malaise, il a de la fièvre et manque d'appétit.

Il n'a jamais eu ni frisson, ni vomissements.

A l'inspection du ventre, on trouve une tumeur s'étendant depuis l'ombilic jusqu'au pubis; elle dépasse la ligne médiane à gauche, de cinq centimètres, et s'étend à droite jusqu'à la crête iliaque, d'une part, et jusqu'au ligament de Faloppe, d'autre part. Cette tumeur est dure, rénitente, peut-être fluctuante, mais tellement douloureuse que l'exploration en est rendue presque impossible; elle rappelle la forme de la vessie énormément distendue par l'urine. Le cathétérisme est pratiqué. La coloration de la peau est normale, pas la moindre rougeur, pas d'œdème. Repos au lit, cataplasmes laudanisés.

Le 27. Même état. Le ventre est toujours très-douloureux. Le toucher rectal n'apprend rien. L'enfant a eu deux selles diarrhéiques dans la journée. On diagnostique un phlegmon sous-péritonéal de la paroi antérieure de l'abdomen.

Il est impossible de remonter à la cause de ce phlegmon : l'enfant n'a jamais éprouvé d'accidents du côté du ventre, il n'a pas fait de fièvre typhoïde, pas pris de purgatif violent, il n'a pas reçu de coup. Il était de retour de la campagne depuis quinze jours, et parfaitement portant, quand il y a trois jours, il fut pris de malaise et d'une douleur fixe et très-vive dans le bas-ventre.

Le 28. La région hypogastrique est toujours très-douloureuse, la tumeur paraît fluctuante. Un petit point rouge de la grandeur d'une pièce de cinquante centimes, apparaît immédiatement au-dessous de l'ombilic et sur la ligne médiane. On continue les cataplasmes.

Le 29. Le point rouge qui était apparu la veille, s'est élargi et s'est soulevé; il forme une petite tumeur de la grosseur d'une cerise. La fluctuation est évidente et même la rupture spontanée paraît prochaine. Une petite incision est faite avec le bistouri, et il s'écoule une quantité énorme de pus assez mal lié, mêlé d'un peu de sang et horriblement fétide sans avoir toutefois l'odeur stercorale.

Un stylet est introduit dans la plaie, avec de grands ménagements; il pénétre perpendiculairement à une profondeur de quatre centimètres, mais on ne peut le faire avancer obliquement, soit en bas, soit sur les parties latérales. Du reste on n'insiste pas sur cette exploration, à cause des dangers qu'elle présente.

Le 30. Le pus a coulé toute la journée en assez grande abondance, il est toujours très-fétide et n'est pas mélangé de matières stercorales. Dans la journée l'enfant a été calme ; les douleurs sont beaucoup moins vives ; il a un peu mangé ; sommeil bon. A la palpation, l'abdomen est souple à gauche; il est un peu résistant au doigt au niveau de la ligne blanche, et présente un empâtement très-manifeste, accompagné de douleurs assez vives à la pression. Cet empâtement commence au niveau de l'ombilic en haut. On ait dans le foyer des injections détersives, avec de l'eau phéniquée.

Le 31. L'écoulement est toujours très-fétide et très-abondant. L'état général est très-bon. On continue les injections.

Le 5 novembre. L'écoulement de pus a beaucoup diminué, la fétidité a presque complètement disparu, l'enfant continue à aller beaucoup mieux, il se lève. Le ventre n'est plus douloureux ; l'appétit est revenu ; pas de diarrhée.

Le 8. Un petit suintement purulent se fait encore par l'ombilic, à l'auscultation de la poitrine, on ne trouve pas de signes de tubercules.

Le 11. La fistule sous-ombilicale est complètement cicatrisée, l'enfant quitte l'hôpital guéri.

Nous venons de rapporter l'observation d'un enfant qui est entré à la fin du mois d'octobre dernier, à l'hôpital Ste-Eugénie, dans le service de M. Cadet de Gassicourt, où nous sommes externe actuellement, il nous a été facile par conséquent de suivre la maladie jour par jour.

Nous avons eu affaire ici à un cas remarquable par son peu de gravité, et la rapidité de la guérison. Le diagnostic pourtant ne saurait être douteux. La bégninité des symptômes doit faire exclure l'idée d'une péritonite même circonscrite ; d'un autre côté l'intégrité de la peau ne permet pas de songer à un abcès sous-cutané.

Du reste, on retrouve ici, quoique sous une forme peu grave, presque tous les signes des phlegmons sous-péritonéaux.

Nous ferons remarquer qu'il nous a été impossible de remonter à la cause de ce phlegmon, malgré l'insistance que nous avons mise à élucider ce point.

Obs. III. — Phlegmon sous-péritonéal de la paroi antérieure de l'abdomen ; suppuration ; incision parallèle au ligament de Fallope ; quelques jours après, ouverture spontanée au-dessous de l'ombilic. (Observation recueillie par M. Munier, externe du service.)

Alice Didier, âgée de 16 ans et demi, fleuriste, entre le 27 ootbre 1875, à l'hôpital Lariboisière, salle Sainte-Geneviève, n° 21, dans le service de M. Siredey.

Le père de la malade est mort phthisique, la mère est vivante, sur sept enfants, quatre sont morts en bas âge, les autres sont bien portants. A l'âge de trois ans, la malade eut un abcès de la gorge. Jamais de maux yeux, ni d'écoulement d'oreille, pas d'engorgement ganglionnaire, aucun symptôme enfin de scrofule dans son enfance.

Les règles apparurent pour la première fois à l'âge de 13 ans; depuis cette époque, la menstruation se fait régulièrement tous les mois, sans douleurs, elle dure de trois à cinq jours. Dans l'intervalle des règles, pa de leucorrhée. La malade est encore vierge. Il y a sept mois environ, elle fut prise tout à coup de vomissements bilieux et de diarrhée, sans douleurs dans le ventre; ces accidents n'eurent pas de suite. Trois mois après, les mêmes accidents apparaissent de nouveau, accompagnés cette fois de douleurs très-vives, ayant pour siége la région hypogastrique; la malade s'aperçoit alors de l'existence d'une tumeur très-douloureuse à la pression, occupant la fosse iliaque droite, et un peu la région hypogastrique; elle ne se rappelle pas avoir eu de frisson, pas de nausée, ni de vomissements.

Le médecin qui la soigne dans sa famille conseille des onctions d'onguent napolitain.

Pendant deux mois, cette tumeur augmente, les douleurs deviennent en même temps de plus en plus vives, lancinantes, insupportables; la malade a perdu l'appétit, elle a de la fièvre, l'état général s'altère. La tumeur paraissant fluctuante, deux incisions sont pratiquées à un centimètre l'une de l'autre, parallèlement au ligament de Fallope. Il s'écoule par la dernière incision, une notable quantité de pus, que la malade évalue à un demi-litre, une mèche est introduite dans la plaie.

Quelques jours après, une petite plaque rouge apparaissait au-dessous de l'ombilic, une tumeur du volume d'une cerise, se formait au niveau de cette plaque rouge, le lendemain elle s'ouvrait spontanément et donnait passage à une certaine quantité de pus.

La malade n'a jamais rendu de pus, ni par la vessie, ni par le rectum. La miction a toujours été facile, et non douloureuse. Les règles se sont supprimées dès le début de la suppuration.

L'écoulement de pus par l'ombilic et par l'ouverture artificielle continue pendant deux mois environ, puis vers la fin de septembre, les deux ouvertures se cicatrisent; la malade part pour la campagne. L'appétit est revenu, et pendant quinze jours, l'état général est assez bon. Il restait cependant de l'induration dans la fosse iliaque droite, et la partie correspondante de la région hypogastrique.

Vers le 10 octobre, c'est-à-dire deux ou trois jours avant l'époque où auraient dû apparaître les règles, si la malade avait été en bonne santé, les douleurs de ventre reparaissent ainsi que les vomissements; quelques gouttes de sang constituent les règles, et la malade s'aperçoit de la réapparition de la tumeur qui s'ouvre par la plaie inférieure; la fistule ombilicale reste cicatrisée.

Le 27 octobre, elle entre dans le service de M. Siredey, à Lariboisière. La malade est pâle, de constitution faible, les muqueuses sont décolorées, à l'auscultation du cœur, on entend un bruit de souffle anémique à la base, elle est amaigrie.

On voit dans le flanc droit deux petites ouvertures qui occupent le fond d'une cicatrice à moitié fermée et donnent issue à un suintement purulent. Si on explore ces ouvertures avec un stylet, on pénètre en bas et en dedans derrière la paroi abdominale, à une profondeur de cinq centimètres environ.

Par la palpation, on constate l'existence d'une tumeur régulière, dure, en forme de plaque, siégeant dans le flanc droit. Elle est limitée supérieurement, par une ligne allant de l'ombilic à l'épine iliaque antéro-supérieure, inférieurement par le pubis. En dedans elle s'arrête à la ligne médiane, qu'elle dépasse légèrement en bas.

Le toucher pratiqué avec précaution, à cause de l'intégrité de l'hymen, ne fournit que des renseignements négatifs. Le col est petit, un peu porté en arrière, le bas-fond de la vessie est souple, les culs-de-sac sont libres, ce n'est qu'en appuyant fortement avec le doigt, dans le cul-de-sac antérieur, qu'on sent un léger empâtement qui se continue supérieurement avec la plaque indurée que l'on trouve au-dessus du pubis.

Huile de foie de morue, bain sulfureux, cataplasmes.

Le 6 novembre, le pus continue à suinter par l'ouverture inférieure ; la tumeur iliaque cependant a diminué considérablement.

Le 11. La sonde pénètre beaucoup moins profondément ; on fait des injections iodées dans le foyer, le pus s'écoule en assez grande abondance.

L'état général est excellent, la malade est en voie de guérison.

Cette observation peut être rapprochée de la précédente ; de même que chez notre petit garçon de l'hôpital Sainte-Eugénie, l'affection a été peu grave, et il nous a été impossible de remonter à la cause.

Il nous a semblé que chez cette jeune malade, la phlegmasie avait eu pour point de départ la fosse iliaque droite et n'avait envahi que secondairement le tissu cellulaire de la paroi antérieure.

Nous ferons remarquer ici, les signes négatifs fournis par le toucher vaginal, mode d'exploration qu'on ne doit pas oublier, et qui dans les phlegmons d'origine puerpérale, peut donner des renseignements d'une importance réelle.

Ces deux exemples, comparés à notre première observation, montrent combien cette affection est moins grave lorsqu'elle survient en dehors de la puerpéralité.

Obs. IV. — Abcès abdominal simulant une ascite ; ouverture spontanée par le nombril ; guérison. (Cazaban, journal de chirurgie, de Malgaine, t. 3.)

Marianne Prince, âgée de 5 ans, d'une faible constitution, fut atteinte vers le mois d'août 1844, de tranchées, suivies de vains efforts pour aller à la selle et pour ne rendre que des mucosités sanguinolentes. Le pouls était fréquent, petit, la langue rouge, la peau sèche, le bas-ventre douloureux à la pression. Besoins fréquents d'aller à la garde-robe avec ténesme. A ces symptômes on reconnait une dysentérie. — Prescription : application de sangsues, cataplasmes émollients, petits lavements avec une décoction de têtes de pavots, tisane de riz pour boisson.

Sous l'influence de ces moyens continués pendant dix jours, les symptômes dysentériques disparaissent; mais l'abdomen restait douloureux et rénitent, la fièvre persistait.

Bien que l'enfant semblât moins souffrir, j'étais loin de croire à une amélioration; le ventre restait dur et tendu, aussi je crus devoir insister sur les embrocations anodines et sur les cataplasmes.

Malgré ce traitement suivi pendant une partie du mois de septembre, la malade maigrissait, le ventre continuait à se distendre ; le son en était mat. Alors je me mis à même de reconnaître s'il y avait fluctuation ; en effet je crus la sentir ; mais elle devint de jour en jour plus sensible. A ces signes, je crus pouvoir diagnostiquer un épanchement dans la cavité péritonéale, suite d'une phlegmasie, je remplaçai les cataplasmes par des onctions mercurielles.

Dans le mois d'octobre, le ventre augmente de volume en prenant une forme ovoïde; quand la malade était assise, c'étaient l'hypogastre et les flancs qui proéminaient le plus. Pas de changement de couleur à la peau; pas d'œdème, ni à l'abdomen, ni aux extrémités inférieures; la respiration ne paraît pas gênée; pas de soif. Comme la peau semblait ne plus pouvoir céder à la distension, j'annonçai aux parents qu'une ponction serait probablement nécessaire. Comme il n'y avait pas de dyspnée, je pensai différer encore.

Cinq ou six jours n'étaient pas écoulés que le nombril et son pourtour devinrent le siége d'une inflammation érysipélato-phlegmoneuse, bientôt cette cicatrice devint proéminente, et enfin à la levée d'un cataplasme, on vit jaillir par l'ombilic, plus de quatre litres de pus blanc jaunâtre, crémeux, sans odeur. La surprise des parents fut grande, et je dois avouer que la mienne ne l'était pas moins. Après la sortie du pus, l'abdomen s'affaissa et resta douloureux à la pression, je fis continuer les cataplasmes. Huit jours plus tard l'ouverture de l'abcès était parfaitement cicatrisée, la fièvre avait cessé, l'enfant accusait de l'appétit et entrait en pleine convalescence.

Un mois plupart je revis la jeune malade ; la guérison ne s'était pas démentie un seul instant. Marianne Prince avait repris de l'embonpoint, elle marchait et il ne lui restait de cette grave maladie, qu'une sorte de hernie, occupant toute l'étendue de la ligne blanche, interrompue seulement vers le nombril. Cette hernie a entièrement disparu.

Obs. V. — Phlegmon profond des parois abdominales. — Symptômes dysentériques intercurrents ; plusieurs rechutes ; suppuration ; guérison définitive. (Dr Dumas, médecin à l'hôpital de Cette.)

L. Na...., âgé de 11 ans, ressent tout à coup après avoir pris un grand nombre de bains de mer, une douleur dans le ventre et la région iliaque droite; cette douleur devenant de plus en plus vive et s'accompagnant de fièvre, l'oblige à s'aliter au commencement du mois d'août 1860. Repos, cataplasmes. L'examen du ventre révèle une tumeur, qui paraît située derrière les parois abdominales et faire corps avec elles. Elle est aplatie, un peu irrégulière, dure, mate à la percussion, douloureuse au palper, et siégeant dans l'espace circonscrit par la ligne blanche, la branche horizontale des pubis, l'os des iles et une ligne fictive passant à 4 cent. au-dessous de l'ombilic. La peau qui la recouvre est normale, mobile, à peine un peu soulevée; ce côté du ventre paraît à l'œil nu un peu plus saillant que l'autre. Il est le siége de douleurs pulsatiles et lancinantes très-vives, que la moindre pression et le plus léger monvement exaspèrent. En même temps : fièvre assez forte, peau chaude et sèche, quelques nausées, soif, inappétence, pas de selles ; décubitus dorsal, membres inférieurs habituellement demi-fléchis, facies exprimant la souffrance, insomnie, agitation la nuit. Deux ans auparavant, à la suite de bains de mer fréquents et trop prolongés, l'enfant avait déjà présenté le même cortége de symptômes, moins intenses toutefois et qui avaient cédé assez promptement à une médication antiphlogistique. Comme la première fois, on applique une douzaine de sangsues.

Le 14 août. L'état reste le même malgré l'application des sangsues. Frictions mercurielles belladonées, cataplasmes.

Le 15. Quelques frissons, la fièvre et la douleur augmentent ; un peu de ténesme depuis la veille ; endolorissement de tout le ventre ; vomissements ; quelques selles glaireuses et sanguinolentes. — Lavements émollients, riz gommé.

Le 16. Les coliques persistent ; selles dysentériques plus nombreuses, tumeur plus considérable, léger empâtement.

Le 29. Légère saillie de la tumeur vers son centre, sensation d'une fluctuation profonde et obscure, les symptômes dysentériques diminuent.

Le 20. Saillie plus prononcée, fluctuation manifeste. Une ponction est faite sur le milieu d'une ligne horizontale, qui joindrait l'épine iliaque antéro-supérieure à la ligne blanche. Le pus coule à flots, il est homogène mais un peu fétide. L'exploration avec la sonde cannelée fait reconnaître deux cavités qui communiquent entre elles, l'une sous-cutanée, l'autre sous-musculaire ; elle semble se diriger du côté de la fosse iliaque.

Le 21. La fièvre et la douleur diminuent, les selles ne contiennent plus de sang, l'écoulement de pus est très-abondant.

Le 25. Plus de coliques ; la suppuration diminue, le foyer se vide mal, injection détersives avec une décoction d'eau d'orge.

Le 30. Apyrexie depuis plusieurs jours; appétit modéré; digestions faciles. — Injection iodée au cinquième.

Le 2 septembre. Seconde injection de teinture d'iode au quart; la suppuration diminue.

Le 9. La suppuration semble avoir cessé complètement, l'incision se rétrécit.

Le 12. La cicatrisation est complète. L'enfant se lève depuis plusieurs jours, mais il reprend trop vite ses jeux, se fatigue, et bientôt il est obligé de se remettre au lit.

Le 19. La tumeur s'est reformée. Douleur, fièvre, empâtement, fluctuation. Une nouvelle incision est pratiquée au même endroit que la première, le pus semble aussi abondant que la première fois.

On reprend le même traitement, la suppuration diminue tous les jours.

Le 30 octobre, la cicatrisation est complète.

L'enfant se rétablit assez promptement, l'engorgement se dissipe peu à peu et au bout d'un mois il n'offre plus de traces.

Nous empruntons la première de ces observations au *Journal de chirurgie de Malgaigne*, elle nous a paru remarquable, par les symptômes dysentériques, qui ont précédé le phlegmon et en ont peut-être été la cause. M. Bernutz insiste beaucoup en effet sur l'influence des affections intestinales sans pouvoir l'expliquer: « Faut-il nier tout rapport de causalité, entre les affections intestinales et le développement des phlegmons, ou admettre entre eux une corrélation dont la cause reste inconnue? Cette dernière opinion nous paraît la plus admissible, parce qu'il semble y avoir plus qu'une simple coïncidence, dans cette fréquente succession d'états morbides, siégeant dans des organes qui appartiennent au même système, et parce qu'il n'y a pas nécessité absolue de comprendre le mécanisme d'actes pathologiques pour qu'on puisse les admettre lorsqu'ils reposent sur des faits assez nombreux. »

L'observation est encore remarquable, par la quantité énorme de pus contenu dans cette poche, tellement vaste qu'elle avait fait croire à une ascite; enfin par la rapidité surprenante de la guérison qui était presque complète au bout de huit jours.

Dans notre deuxième observation, nous avons aussi à signaler des symptômes dysentériques, mais ici au lieu de précéder le phlegmon, ils n'apparaissent que vers le dixième jour. Il semble que cette dysentérie ait coïncidé avec la suppuration qui commençait alors à se faire. Ces symptômes sont peut-être un effet du voisinage de la tumeur phlegmoneuse ; il est possible qu'ils soient dus à la propagation de la phlogose à l'intestin, et dans le cas qui nous occupe au cæcum, dont la face antérieure devait correspondre avec elle.

Ces phénomènes sont de même ordre que ceux qui se déclarent dans d'autres inflammations, qui frappent les organes voisins des intestins : ils ne sont pas rares, dans les phlegmasies péri-utérines.

Les phlegmons de la paroi antérieure sont ordinairement précédés de phénomènes généraux et locaux dont l'intensité a frappé tous les observateurs. Le plus souvent la phlegmasie s'annonce par un frisson intense, prolongé, qui est le premier phénomène de la réaction fébrile inflammatoire (obs. 1). Quelquefois cependant ce frisson initial fait complètement défaut et un simple malaise signale le début de la phlegmasie comme chez notre petit malade de Ste-Eugénie.

Après le frisson, quelquefois pendant sa durée, ou même avant son apparition, une douleur se manifeste vers un des points de l'abdomen, le plus souvent vers la région hypogastrique, et attire l'attention du médecin ou du chirurgien. Cette douleur fait en peu d'instants des progrès rapides; elle devient parfois tellement atroce que le malade ne peut supporter le poids de ses couvertures; elle s'exaspère par l'inspiration, la toux, le redressement du tronc et le moindre effort. Les malades cherchent un peu de soulagement dans les positions les plus bizarres; ordinairement ils sont dans le décubitus dorsal, avec flexion du tronc et des cuisses, pour mettre leurs muscles abdominaux dans le relâchement. La fiévre s'allume et la douleur, qui était localisée d'abord, s'étend avec rapidité non-seulement à toute l'étendue des parois, mais quelquefois aussi à toute la cavité abdominale. Ces irradiations souvent très-étendues de la douleur peuvent cependant faire défaut; chez notre enfant de Sainte-Eugénie, elle est toujours restée localisée à la région hypogastrique. Du reste, alors même qu'elle se généralise, elle est toujours beaucoup plus vive dans la partie où elle a pris naissance; il y a là un point superficiel d'où partent, comme d'un centre, des élancements douloureux. L'intensité de cette douleur, signalée par tous les pathologistes, a été expliquée de plusieurs manières. La résistance qu'opposent au développement de la tumeur phlegmoneuse les différents plans musculaires et aponévrotiques qui la séparent de la peau, l'abondance des filets nerveux qui traversent la paroi abdominale, pour aller s'épanouir dans les téguments, rendent suffisamment compte de l'intensité de ces phénomènes douloureux; mais le voisinage du péritoine qui participe si souvent à l'inflammation du tissu cellulaire susjacent, doit jouer aussi un certain rôle, surtout dans les cas où la douleur se généralise à tout l'abdomen.

Cette douleur a pour conséquence l'accélération des mouvements respiratoires, elle entrave en effet le jeu du diaphragme et des côtes qui s'immobilisent instinctivement et la respiration ne se fait plus que par les muscles de la partie supérieure du thorax.

Tel est le tableau des signes fonctionnels qui marquent le début de cette affection; mais les signes physiques ne tardent pas à apparaître; le ventre se tuméfie. Plusieurs conditions rendent malheureusement la recherche de cette tuméfaction très-difficile, sinon impossible à cette période; l'examen direct reste forcément incomplet à cause de l'intensité de la douleur, de la rétraction des parois abdominales et de leur épaisseur. Le phlegmon, ayant pris naissance dans le tissu cellulaire sous-péritonéal, a plus de tendance évidemment à se développer du côté de la cavité de l'abdomen qu'à l'extérieur; aussi se passe-t-il plusieurs jours avant que le retentissement inflammatoire ait suffisamment agi sur les couches sus-jacentes pour que la tuméfaction devienne évidente.

M. Bernutz insiste cependant sur un signe qui manque rarement, c'est une incurvation légère dont le centre est en rapport avec le siége de la phlegmasie et qui contraste avec la rétraction des parois abdominales.

Les jours suivants, quand l'inflammation s'est propagée aux divers plans musculaires et au tissu cellulaire sous-cutané, la tuméfaction est plus facile à percevoir; les diverses couches qui constituent la paroi abdominale perdent peu à peu leur mobilité, elles cessent de glisser les unes sur les autres et finissent par faire corps avec la paroi indurée, alors la peau adhérente perd tout mouvement de glissement et devient le siége d'un œdème circonscrit et d'une rougeur de plus en plus marquée à mesure que le phlegmon suit sa marche progressive. L'apparition de cette rougeur indique que les aponévroses se sont laissé traverser par le pus et que la collection purulente va s'ouvrir à l'extérieur.

Cependant des phénomènes sympathiques se joignent à ceux que nous venons d'étudier. Dès le début les malades sont fatigués par des nausées opiniâtres qui ne sont elles-mêmes que le prélude de vomissements bilieux simples ou de matières ingérées.

Il est rare que ces vomissements fassent défaut; ordinairement peu nombreux, ils deviennent parfois tellement fréquents que la moindre gorgée de liquide suffit pour les rappeler. Leur durée est presque toujours assez courte; ils cessent au bout de quelques jours pour ne plus reparaître. Il existe aussi au début d'assez vives coliques et une constipation opiniâtre qui cèdent également au bout de quelques jours. Enfin ajoutons à ces symptômes des signes d'embarras gastrique : malaises, perte de l'appétit, soif ardente d'autant plus cruelle que le malade n'ose la satisfaire à cause des nausées qui l'assiégent.

Tous ces symptômes appartiennent à l'état phlegmoneux, mais bientôt un amendement notable succède à ces phénomènes purement inflammatoires du début, alors même qu'il va se former une collection purulente.

La terminaison par suppurution n'est pas fatale; on ne peut guère espérer sans doute la résolution franche de l'inflammation, M. Bernutz, sans en nier la possibilité, la considère comme très-rare; mais l'induration de la tumeur s'observe assez souvent.

Dans ce cas il y a bien résolution, mais cette résolution est secondaire, elle se fait avec une grande lenteur; il peut s'écouler des semaines et des mois avant qu'elle soit complète; et pendant ce temps le malade est sans cesse exposé à une nouvelle poussée inflammatoire aiguë. Quand le phlegmon se termine par induration, il se transforme en une plaque égale, dure, ferme, qui peu à peu s'amoindrit dans tous les sens, à mesure que l'absorption lente et progressive reprend un à un chaque élément des produits indurés du travail inflammatoire. Pendant que s'opèrent ces changements lents, mais graduels, on voit disparaître insensiblement tous les symptômes qui caractérisaient la phlegmasie; les vomissements cessent, l'appétit renaît, les coliques se suspendent, les douleurs disparaissent même à la pression, la fièvre tombe, la température redevient normale, les malades reprennent des forces, ils peuvent se lever et commencer à vaquer à leurs occupations, mais ils restent exposés à voir recommencer le travail inflammatoire en partie terminé. Dans notre première observation, nous avons eu un bel exemple de ces rechutes survenant sous l'influence d'une cause presque insignifiante.

Souvent la cessation des phénomènes que j'ai énumérés plus haut n'est qu'une amélioration apparente et coïncide avec la formation du pus. La suppuration s'annonce ici comme dans toute espèce d'abcès, par des douleurs vives accompagnées d'élancements et de picotements, des frissons irréguliers et quelquefois un mouvement fébrile. Puis à mesure que la suppuration s'accomplit, la douleur change de caractère, elle devient sourde, profonde, c'est une sensation de pesanteur incommode, la tumeur semble s'assouplir et devient comme élastique. En même temps la fièvre et les symptômes inflammatoires s'apaisent graduellement, la plupart des troubles du tube digestif disparaissent, enfin les malades éprouvent un bien-être relatif très-sensible.

La terminaison par suppuration étant de beaucoup la plus commune, nous sommes forcé d'insister sur plusieurs particularités relatives à ce mode de terminaison.

Le mieux éprouvé par le malade au moment de la formation du pus n'est pas de longue durée; placé au-dessous d'aponévroses résistantes, le liquide purulent éprouve de la difficulté à se frayer un passage au dehors; la fièvre revient tous les soirs, elle s'accompagne de frissons irréguliers et de sueurs nocturnes; une diarrhée colliquative affaiblit les malades qui dépérissent de jour en jour; les douleurs reparaissent, mais avec un caractère nouveau. Elles sont produites par le travail ulcératif qui a pour but l'élimination du pus; elles sont moins généralisées et paraissent pour ainsi dire concentrées dans la tuméfaction elle-même. Cette tuméfaction est mieux circonscrite, elle présente à son centre une fluctuation de plus en plus manifeste; enfin les aponévroses, après avoir résisté quelque temps, se laissent déchirer; le tissu cellulaire sous-cutané et la peau participent à l'inflammation dans un point souvent très-circonscrit; la peau s'amincit, se soulève, et l'on voit apparaître une petite tumeur rouge, violacée, de la grosseur d'une cerise; la fluctuation y est très-nette et, si on exerce une pression, on constate qu'elle est réductible. Dans presque toutes les observations que nous avons rapportées, cette petite tumeur est apparue au même endroit, à l'ombilic ou immédiatement au-dessous. Il nous a semblé que quelques détails anatomiques pouvaient expliquer ce lieu d'élection : Le pus, après avoir décollé le péritoine dans une certaine étendue, suit les cordons fibreux qui sont chez l'adulte les vestiges des artères ombilicales; arrivé au voisinage de l'ombilic, il éprouve une certaine difficulté pour décoller le péritoine, plus adhérent au niveau de l'anneau ombilical; en avant au contraire, il trouve un point où la ligne blanche présente une résistance moins considérable, n'étant pas encore soutenue par les muscles droits, dont les bords internes n'arrivent au contact qu'à deux ou trois centimètres au-dessous du nombril. Nous avons cru trouver dans ces détails la véritable raison pour laquelle ces abcès viennent presque toujours s'ouvrir à cet endroit.

Nous nous hâterons de dire cependant que si ce mode de terminaison est de beaucoup le plus fréquent, il n'est pas rare de voir ces abcès se faire jour sur un autre point. On a vu le pus se frayer une issue par l'intestin après avoir envahi la fosse iliaque droite, plus rarement c'est dans la vessie que l'abcès vient s'ouvrir, enfin nous verrons que chez la malade de M. Féréol, il se fit deux ouvertures spontanées, l'une à l'ombilic, l'autre dans le vagin.

La paroi postérieure du foyer étant formée seulement par le péritoine, la collection purulente se développe surtout du côté de l'abdomen, ce qui explique comment la fluctuation, même à une période avancée, peut rester obscure; aussi lorsque le foyer vient à s'ouvrir, est-on surpris de la quantité de pus relativement énorme qui s'en écoule. On se rend parfaitement compte de cette particularité en se rappelant que, lorsque le pus envahit le tissu cellulaire de cette région, il peut décoller le péritoine dans une très-grande étendue, le refouler vers la cavité abdominale et se créer ainsi un très-vaste foyer; c'est là ce qui a induit en erreur des médecins très-distingués qui ont cru avoir affaire à une véritable péritonite purulente, alors qu'il ne s'agissait en réalité que d'une collection extra-péritonéale.

Le siége de ces abcès devrait rendre presque fatale leur ouverture dans le péritoine; cet accident cependant est très-rare. Dance insiste sur cette particularité et en donne pour raison l'épaississement du péritoine pariétal; il est probable aussi que des adhérences rapidement formées font adhérer les anses intestinales à la paroi. M. Velpeau attribue la plus grande part à la pression que les anses intestinales exercent constamment sur les parois du foyer. Il est vraisemblable en effet que la résistance naturelle qu'opposent les viscères de l'abdomen, jointe au mouvement expansif propre de ces viscères, joue le principal rôle.

Dans quelques cas cependant le péritoine ne résiste pas, alors la collection purulente détermine une péritonite suraiguë qui le plus souvent entraîne rapidement la mort.

On a vu quelquefois les phlegmons sous-péritonéaux s'étendre très-loin ; on a cité des exemples de diffusion remarquables : Chez une femme morte quelque temps après l'accouchement, on a trouvé le péritoine disséqué jusque dans la région lombaire; le pus, après avoir envahi le petit bassin, passait au-dessous de l'obturateur externe, se portait dans l'épaisseur des muscles de la cuisse et arrivait jusqu'au côté interne du genou. Ces véritables phlegmons diffus sont très-rares et ne s'observent guère que chez les nouvelles accouchées.

Dance a encore insisté sur une particularité intéressante de ces abcès, c'est leur extrême fétidité ; quoique ce symptôme ne soit pas constant, nous l'avons retrouvé chez la plupart de nos malades; chez notre enfant de Sainte-Eugénie la fétidité était telle, que la salle entière fut empoisonnée pendant plusieurs jours.

Cette odeur rappelle celle du pus des abcès de la marge à l'anus, ou bien encore celle de la carie dentaire; d'autres fois elle est aigre, alliacée, cadavéreuse. Elle n'est pas due à la communication de l'intestin avec le foyer, car on ne retrouve pas trace de matières fécales dans le pus fourni par ces abcès. Dance la rapporte à la transsudation des gaz intestinaux, à une sorte d'imbibition stercorale, à travers les parois de l'intestin, s'étendant jusqu'au foyer. Cette odeur du reste se modifie avec une rapidité surprenante, et au bout de quelques jours elle a complètement disparu.

Lorsque l'abcès s'est fait jour à l'extérieur, soit spontanément, soit à la suite d'une intervention chirurgicale, le malade ne doit pas encore être considéré comme guéri; la suppuration peut persister très-longtemps, surtout si on abandonne la maladie à elle-même. L'ouverture se faisant le plus souvent au niveau de l'ombilic, c'est-à-dire à la partie supérieure du foyer, l'évacuation du pus se fait mal, la fistule ombilicale se referme avant que le péritoine ait eu le temps de se recoller à la paroi, et on voit survenir au bout de quelques jours, tantôt sans cause, tantôt sous l'influence d'une légère fatigue, tout le cortége des accidents indiquant une nouvelle poussée aiguë. Nous avons vu, dans notre première observation, ces rechutes se reproduire plusieurs fois.

Si au contraire l'ouverture se fait dans un point déclive, dans le vagin par exemple, ou au voisinage du pubis, le malade se trouve dans des conditions meilleures, et la guérison arrive très-rapidement. Nous serons forcé de revenir sur ces détails, à propos du pronostic et du traitement.

Disons, pour terminer la symptomatologie, que quelques accidents ou complications peuvent survenir dans le cours de cette affection. Chez un de nos malades (obs. V), nous avons vu apparaître, vers le dixième jour, des symptômes dysentériques; chez d'autres (obs. I et IX), une pleurésie purulente est survenue sans que nous puissions saisir le lien qui unit ces deux affections. L'étendue du foyer peut également être considérée comme une complication parfois très-grave. Enfin la péritonite qui passe inaperçue, lorsqu'elle est circonscrite et limitée au voisinage de l'abcès, peut devenir une véritable complication, lorsqu'elle se généralise comme dans l'observation de M. Féréol ; ajoutons qu'elle rend le diagnostic très-difficile.

DIAGNOSTIC

Nous venons de donner, en faisant le tableau des phlegmons sous-peritonéaux de la paroi antérieure de l'abdomen, les signes à l'aide desquels on peut reconnaître cette affection. Au premier abord, le diagnostic paraît facile, et cependant il n'en est rien, dans quelques cas même il est entouré de difficultés presque insurmontables. Nous rechercherons donc quelles affections donnent lieu à des symptômes pouvant les faire confondre avec ces phlegmons et abcès.

Le diagnostic peut être fait à plusieurs périodes de la maladie :

1° Au début, avant l'apparition de la tumeur.

2° Dans la période d'état, c'est-à-dire après son apparition.

3° Enfin après l'élimination du pus.

Les phlegmons profonds de la paroi abdominale sont indiqués au début, par l'apparition subite d'une douleur vive, occupant la partie moyenne du ventre, par des troubles fonctionnels du tube digestif : perte d'appétit, nausée, vomissements, constipation, coliques violentes, enfin par une réaction fébrile plus ou moins intense, en rapport avec l'étendue et la gravité du phlegmon, et offrant tous les caractères de la fièvre qui se manifeste dans les inflammations franches. Ces trois groupes de symptômes peuvent se rencontrer dans la plupart des affections aiguës des organes abdominaux.

Nous ne ferons qu'indiquer les méprises auxquelles a pu donner lieu, soit un étranglement interne, soit une hernie étranglée ; ces erreurs, en les admettant comme possibles, doivent évidemment être de courte durée.

Nous nous contenterons également de mentionner l'entéralgie, dont la douleur présente un caractère tout différent, remarquable par ses intermittences et la variabilité de son siége. Elle coexiste le plus souvent avec d'autres affections nerveuses qui ne sont, comme elle, que les manifestations d'une seule et même maladie. Lorsque la phlegmasie est tout à fait au début, et avant l'apparition des signes physiques, on est plus exposé à la confondre avec une entérite aiguë, qui s'annonce également par des douleurs abdominales très-vives, des nausées, des vomissements, et une réaction très-intense ; mais ces symptômes présentent dans ces deux affections des différences assez marquées pour que l'on puisse les distinguer. Les douleurs de l'entérite sont plus profondes, elles paraissent avoir exclusivement pour siége l'intestin, la pression ne les exaspère pas aussi cruellement que celles du phlegmon ; nous avons déjà insisté, au paragraphe de la symptomatologie, sur l'acuité de cette douleur, qui s'accompagne d'élancements insupportables. Dans l'entérite, le ventre est ballonné, et on aperçoit au-dessous de la paroi abdominale qui est dans le relâchement, les saillies formées par les anses intestinales, distendues par les gaz: le phlegmon au contraire s'accompagne, au début, de dureté et de rétraction de l'abdomen, qui offre même dans une certaine étendue une incurvation légère, due à la contracture énergique et permanente des muscles sus-jacents au tissu cellulaire enflammé.

La phlegmasie des intestins se distingue encore de celle du tissu cellulaire, par la gravité plus grande des symptômes généraux auxquels elle donne lieu, la prostration des forces est plus marquée, l'abattement plus considérable, le facies plus grippé, le pouls abdominal. Puis à la constipation du début, on voit bientôt succéder des évacuations particulières qui se rapprochent du flux dysentérique par les mucosités sanguinolentes qu'elles contiennent, et le ténesme dont elles s'accompagnent. Nous avons bien vu, il est vrai, des accidents dysentériformes accompagner le phlegmon sous-péritonéal, mais ils apparaissaient à une période où le diagnostic différentiel avec l'entérite n'offrait plus de difficultés. Enfin dans la phlegmasie du fascia propria, on voit au bout de quelques jours apparaître une induration superficielle qui la différencie complètement de l'entérite aiguë.

Il est une effection avec laquelle le diagnestic est beaucoup plus difficile, du moins dans certains cas ; c'est la péritonite. Ces deux affections, en effet, peuvent naître sous l'influence des mêmes causes ; dans l'état puerpéral par exemple, une péritonite s'expliquera tout aussi bien qu'un phlegmon sous-péritonéal, de plus on sait qu'au début ces deux affections ont des symptômes presque identiquement semblables. M. Bernutz a insisté sur les difficultés du diagnostic, et cependant, il trouve dans les symptômes de ces deux affections, des nuances qui peuvent les faire reconnaître. « Bien que les douleurs puissent avoir le même siége, présenter les mêmes caractères, les mêmes modes de manifestations, déterminer une auxiété semblable, et entraîner les mêmes troubles fonctionnels, on trouve des dissemblances assez marquées entre les douleurs péritonéales et celles des phlegmons. Ainsi plus limitées d'abord, celles-ci restent toujours plus circonscrites, présentent dans une partie limitée un maximum d'instensité, correspondant au siége différent de l'inflammation, et de ce point comme d'un centre, partent des élancements pénibles, intermittents, qui s'irradient dans le reste de l'abdomen. Le retour de ces douleurs passagères, le plus souvent spontané, peut aussi être provoqué, par une pression, des mouvements, ou des vomissements qui n'acquièrent que très-exceptionnellement, ainsi que les nausées, l'extrême fréquence de ceux qu'on observe dans la péritonite. De plus courte durée, les vomissements s'arrêtent d'eux-mêmes, ou sous l'influence d'agents thérapeutiques, qui également font cesser la constipation, moins opiniâtre que dans l'inflammation de la séreuse. Au contraire, la rétraction des parois abdominales est plus marquée, plus persistante, dans les phlegmons que dans les péritonites, où bientôt les anses intestinales distendues viennent se dessiner à la partie supérieure du ventre, tandis qu'inférieurement une matité légère, et la sensation du tremblotement d'un liquide, démontrent la présence d'un épanchement peu considérable.

Mais ces nuances, dans l'expression des symptômes communs aux deux affections, permettraient difficilement d'établir le diagnostic, si on ne trouvait des différences plus tranchées, dans les symptômes généraux qu'elles déterminent. Ainsi dans une péritonite occupant la plus grande partie de la séreuse, le malade immobile dans son lit, reste plongé dans une prostration profonde, indiquée par la chute complète des forces, la teinte livide du facies grippé, les caractères du pouls complétement abdominal, et ceux de la température de la peau couverte d'une sueur visqueuse. La gravité de ces signes est telle que la vie paraît, pour ainsi dire, dès le début de l'affection, instamment en danger ; tandis que dans la phlegmasie du fascia propria, l'état général n'offre pas d'emblée cette expression terrifiante, mais présente seulement exagérés les caractères de la réaction inflammatoire, qui se manifeste dans les phlegmons sans-cutanés étendus. Enfin, alors même que l'inflammation de la séreuse doit avoir une terminaison favorable, malheureusement très-rare, on voit les accidents persister longtemps, avec leur effrayante gravité tandis qu'ils s'amendent assez rapidement dans les phlegmons. On peut alors apprécier la tuméfaction superficielle qui permet de reconnaître une méprise qu'il est si difficile d'éviter avant le développement de la tumeur phlegmoneuse. »

A la seconde période le diagnostic est plus facile, on a affaire à une tumeur que l'on doit distinguer de toutes les autres tumeurs de la région. Or, en tenant compte, d'une part, des symptômes qui ont accompagné son évolution, d'autre part, de la faible épaisseur et de la dureté élastique de la tuméfaction elle-même, de son siége, du contraste de matité profonde, et de sonorité superficielle, qu'elle présente dans toute son étendue, il sera le plus souvent facile de la distinguer de toute autre tumeur intra ou extra-abdominale ; il est cependant une circonstance qui à cette période peut obscurcir le diagnostic, c'est l'intensité de la douleur, qui rend l'examen direct de la partie souffrante presque impossible, et forcément incomplet. Alors si nous procédons par exclusion, nous arrivons encore quoiqu'indirectement au diagnostic. Dans certains cas la tumeur a rappelé la forme d'un utérus gravide, mais la grossesse a une marche lente, progressive, des signes tellement caractéristiques, que le diagnostic ne saurait être douteux. D'autres fois quand les malades sont jeunes et arrivent sans renseignements, on a pu penser à une distension de la vessie (obs. 2), mais un cathétérisme pratiqué immediatement peut lever tous les doutes à cet égard.

Le cancer de l'épiploon fait souvent corps avec la paroi, mais il forme une tumeur bosselée, qui remonte plus haut que le phlegmon sous-péritonéal, il a une marche lente, des douleurs spéciales, il s'accompagne d'une cachexie qu'on ne rencontre jamais dans les inflammations du fascia propria. Quelquefois, il est vrai, les cancers deviennent le point de départ d'un phlegmon sous-péritonéal comme M. Bernutz en a cité un exemple dans son mémoire, on conçoit de quelle difficulté peuvent être entourés ces cas très-rares.

Si l'induration phlegmoneuse était limitée, on pourrait peut-être la confondre avec l'inflammation d'une hernie graisseuse ombilicale, ou d'une épiplocèle irréductible, dont l'existence fût restée jusque-là inconnue, mais la forme de la tumeur herniaire, un certain degré de mobilité des téguments, permettent bientôt de voir qu'elle ne fait pas corps avec la paroi de l'abdomen, comme le gâteau phlegmoneux qui succède à l'inflammation du tissu cellulaire sous péritonéal : ajoutons que les symptômes généraux sont beaucoup moins graves au début, dans l'inflammation de la hernie graisseuse ou épiploïque.

Quand la phlegmasie, au lieu de se terminer par résolution ou par induration, détermine la suppuration de la tumeur, il en résulte une collection purulente qui se distingue des autres tumeurs fluctuantes, par son mode de formation, les symptômes qui l'accompagnent, et les caractères mêmes qu'elle présente.

Nous ferons remarquer cependant, que dans certains cas, la fluctuation est très-difficile à percevoir, et nous en avons déjà donné la raison : l'abcès étant bridé en avant par des aponévroses résistantes et des muscles contracturés, a une grande tendance à se développer du côté de l'abdomen. Cependant il arrive un moment où cette fluctuation devient évidente; alors la connaissance des accidents qui ont précédé l'apparition de la tumeur, la rapidité de sa formation, empêchent de confondre avec des tumeurs à marches chroniques, kystes hydatiques, abcès froids, kystes séreux. D'un autre côté la position superficielle de l'abcès, l'induration qui l'entoure et se confond avec la paroi du ventre elle-même, le distinguent des collections aiguës purulentes ou séreuses intra-péritonéales.

Il est des cas cependant où le diagnostic présente des difficultés presque insurmontables : Quand le pus a décollé le péritoine de la paroi antérieure dans presque toute son étendue, il forme un foyer tellement vaste, si nettement fluctuant, qu'on croit avoir affaireà une péritonite avecépanchement. Il est vrai que les phlegmons sous-péritonéaux sont toujours plus marqués d'un côté que de l'autre ; il est vrai encore que les diverses positions données aux malades ne font pas varier la matité, comme dans les péritonites avec épanchement; mais ne peut-on pas avoir affaire à une collection intra-péritonéale enkystée ? Le diagnostic différentiel repose alors sur des nuances extrêmement fines, et pour arriver à les saisir, il faut bien tenir compte de la marche de la maladie, observer attentivement les malades jour par jour, et étudier minutieusement tous les caractères de la tumeur. Enfin quand il y a, comme dans l'observation de M. Féréol, concurremment à un phlegmon extra-péritonéal, une péritonite généralisée, on est conduit presque fatalement à faire une erreur de diagnostic, parce que les signes de la péritonite l'emportent sur ceux du phlegmon.

J'ai dit en commençant ce chapitre que le diagnostic devait être fait, même après l'élimination du pus; on serait tenté de croire qu'à cette dernière période il n'y a plus aucun doute à avoir ; cependant, si on consulte nos observations, on voit que bien souvent le médecin reste aussi embarrassé qu'auparavant. En voici la raison : Nous avons vu que les abcès extra-péritonéaux venaient presque toujours s'ouvrir au voisinage de l'ombilic et particulièrement au-dessous ; or, on a publié quelques observations de péritonite purulente venant s'ouvrir également à l'ombilic. On est donc en droit de se demander, lorsque le pus est évacué en grande quantité, si on a affaire à un abcès ou à une péritonite, et le diagnostic, même après l'évacuation du pus, reste obscur. J'ai lu et relu avec attention toutes les observations de péritonites purulentes ouvertes spontanément à l'ombilic, et je suis obligé d'avouer que pas une seule ne m'a convaincu. Dans la plupart de ces observations les malades ont guéri, et le diagnostic n'a pu être contrôlé par un examen *post mortem*. J'ai rassemblé, à la fin de ce travail, celles de ces observations qui m'ont paru avoir le plus de valeur, afin que chacun puisse se faire une opinion sur cette prétendue terminaison de la péritonite, qui selon moi ne repose sur aucun fait incontestable; je crois que dans l'immense majorité des cas, on a eu affaire à un abcès sous-péritonéal très-étendu ayant simulé une péritonite. Je n'ai ni assez d'autorité, ni assez d'expérience pour nier d'une façon absolue la terminaison de la péritonite suppurée par rupture de l'ombilic, je dirai même que cette terminaison ne me paraît pas impossible; nous voyons tous les jours des pelvi-péritonites s'ouvrir dans le vagin ou le rectum ; le pus est enkysté, il est vrai, mais on peut admettre qu'une péritonite soit enkystée au voisinage de l'ombilic et vienne s'ouvrir à ce niveau. Pour la péritonite purulente généralisée, cette terminaison est plus douteuse et plus difficile à expliquer, et sans en nier la possibilité, je crois qu'il est prudent, avant de l'admettre, d'attendre qu'une autopsie vienne nous en démontrer la réalité.

Je donnerai d'abord le résumé de la première observation

citée par M. Féréol dans sa thèse ; celle-là seule m'a paru avoir quelque valeur, puisqu'elle est accompagnée d'autopsie; toutes les autres sont empruntées à des ouvrages plus ou moins anciens, et l'auteur reconnaît lui-même qu'elles sont d'une interprétation fort douteuse. Il m'est impossible de les analyser toutes, je renvoie à la thèse de M. Féréol (1).

Obs. VI. — Inflammation du ligament large gauche succédant à un accouchement; péritonite d'abord locale, bientôt généralisée; abcès mammaire et phlegmatia alba dolens ; perforation spontanée de la paroi abdominale au voisinage de l'ombilic ; issue du pus par le vagin. Cicatrisation des fistules ombilicale et vaginale; guérison de la péritonite. Mort à la suite de tuberculisation des poumons.

Résumé. — Palmyre R., 24 ans, couturière, vient accoucher le 26 octobre 1859, à l'hôpital de la Pitié, dans le service de M. Gueneau de Mussy. Cette jeune fille est d'une forte constitution, elle a toujours joui d'une bonne santé. Elle a été réglée à 15 ans. Il y a deux ans, elle fit une fausse couche, qui n'eut aucune suite fâcheuse. La grossesse actuelle s'est très-bien passée; accouchement naturel, mais délivrance difficile. Les deux premiers jours qui suivirent l'accouchement se passèrent bien ; le troisième jour, les lochies s'arrêtent, la malade a un frisson pendant une demi-heure ; l'abdomen devient douloureux surtout dans les aines et à gauche. Pouls petit, serré, fréquent, soif vive. Le lendemain légers frissons passagers, les lochies reparaissent en petite quantité. Pas d'envie de vomir, facies inquiet, sans pâleur, sans contraction des traits.

Le 30. Le ventre est toujours un peu tendu, sonore, tympanique, douloureux en bas; toujours quelques petits frissons irréguliers ; pas de selles. — Huile de ricin.

1er novembre. Ventre gros, mais souple partout; douloureux seulement en bas et à gauche, où l'on sent une tuméfaction dans la direction du ligament large.

Le 2. Nouveau frisson intense et prolongé, à la suite duquel le ventre s'est de nouveau tuméfié et endolori; la pression est intolérable ; nausées sans vomissements. La face a pâli, s'est amaigrie; le pouls est petit, fréquent; la peau chaude et sèche.

Le 3. Les nausées persistent sans vomissements; facies grippé; soif vive. Le ventre est uniformément tendu et douloureux. Diarrhée.

(1) Second Féréol. De la perforation de la paroi abdominale antérieur dans les péritonites. Thèse inaugurale, 1859.

Le 5. L'état s'aggrave. Diarrhée continuelle ; les lochies sont supprimées. Douleurs très-vives partout l'abdomen.

Le 6 et le 7. Amélioration très-sensible ; pas de nouveaux frissons ; pas de vomissements ; les douleurs sont moins vives.

Le 8. Le ventre est assez indolent pour qu'on puisse l'explorer ; on ne perçoit de frottement péritonéal ni à la main, ni à l'oreille.

La malade tousse et se plaint de difficulté à respirer. A l'auscultation on entend de gros râles sous-crépitants.

Le 11. La malade se trouve mieux. La forme du ventre se modifie ; il semble devenir plus volumineux du côté gauche, où la matité est complète, tandis qu'à droite de l'ombilic la percussion donne lieu à une sonorité intestinale un peu tympanique. Bientôt la matité du flanc gauche se limite et figure une tumeur élastique assez dure, mais cependant donnant d'une extrémité à l'autre la sensation du flot, de forme ovoïde à grosse extrémité supérieure, remontant un peu au-dessus de l'ombilic et dépassant la ligne médiane vers la droite. Dans l'idée qu'il pourrait se faire des adhérences, on n'ose exécuter les manœuvres nécessaires, pour s'assurer que le liquide est bien enkysté, mais les légers changements de position imprimés à l'abdomen ne changent pas la matité. La sensation de la tumeur est du reste si marquée, qu'on croit devoir demander à la malade si avant sa grossesse, elle ne portait pas une grosseur dans le ventre.

Le 20. On découvre une phlegmatia alba dolens de la jambe gauche.

Le 27. La malade se plaint depuis plusieurs jours d'avoir des nausées chaque soir avec de fortes douleurs qui retentissent dans la tumeur du ventre. Pas de frissons ; pas de vomissements. Vésicatoire sur le point douloureux.

Le 28. Apparition d'une petite tumeur au voisinage de l'ombilic ; immédiatement au-dessous et un peu à gauche. Elle a le volume d'un œuf de pigeon ; elle est dure quoique fluctuante.

Le 30. L'abcès présente à son centre une petite plaque de tissu sphacélé, du diamètre d'une pièce de 20 centimes, au travers de laquelle suinte de de la sérosité transparente.

Le 1er décembre. Il s'écoule une quantité considérable de pus verdâtre séreux, d'une fétidité considérable. Le ventre est moins gros, la tumeur a en partie disparu.

Le 2. L'écoulement de pus est toujours très-considérable. Pas de diarrhée ; mais l'appétit s'en va.

Le 5. Nausées, dégoût pour les aliments, diarrhée. La malade a eu un abcès intra-mammaire du sein gauche. Elle se plaint de souffrir dans l'aine du côté gauche ; la nuit dernière elle s'est sentie inondée de pus, qui est sorti tout d'un coup par le vagin et qui coule encore. Le toucher vaginal ne fournit pas de renseignements ; on ne trouve pas d'orifice anormal dans le cul-de-sac, ni de tumeur appréciable.

Le 7. La diarrhée continue ; l'écoulement par le vagin diminue ; celui de la fistule ombilicale est encore assez abondant pour salir une ou deux alèzes par jour. Frissons reparaissant tous les jours vers 2 ou 3 heures. La diarrhée est continuelle et résiste à tous les moyens employés. La malade tousse beaucoup. On constate des signes physiques de tubercules, pulmonaires.

Le 20. La fistule abdominale est bien formée. On l'explore avec un long stylet dit sonde de poitrine, qui ne peut pénétrer d'avant en arrière, mais file très-loin le long de la paroi abdominale, dans la direction de l'os iliaque.

Au commencement de janvier, légère amélioration, la fistule se ferme complètement, l'appétit renaît, la malade semble sur le point de revenir à la santé.

Vers la fin de janvier, l'état des deux poumons s'aggrave malgré le traitement institué, les frissons reparaissent le soir, le marasme devient extrême et la malade s'éteint le 24 février 1859.

Autopsie. — Abdomen : 1° Région abdominale moyenne. La paroi abdominale ouverte par une incision ovalaire, on constate que les viscères sont unis à cette paroi par des adhérences pseudo-membraneuses anciennes, disposées sous forme de cordons très-longs, très-amincis et très-résistants. Les anses intestinales paraissent au premier abord libres de toute adhérence entre elles ; mais en les écartant, on découvre une quantité de ces mêmes cordages grêles et très-solides, dont quelques-uns s'anastomosent entre eux de manière à figurer une sorte de filet à très-larges mailles et sont étendus soit du mésentère à une anse intestinale, soit d'une anse à une autre, soit même d'un de ces points au péritoine pariétal.

Ces altérations sont plus accentuées du côté gauche, mais le côté droit n'en est pas exempt.

L'épiploon est petit et ramassé sur lui-même, il se termine inférieurement par une sorte de corde aplatie qui va adhérer au péritoine de la région ombilicale.

On aperçoit, du côté de la peau, à 1 centimètre au-dessous de l'ombilic, un petit pertuis terminé en cul-de-sac complètement clos et dans lequel on fait entrer, à quelques millimètres seulement, la pointe d'un stylet mousse. Ce pertuis borgne correspond à la ligne blanche, qui, en ce point, mesure entre les bords externes des muscles droits une largeur de 4 cent. Si l'on dissèque cette région avec précaution, on trouve une ouverture du diamètre d'une pièce de 20 cent. à peu près, qui semble taillée à l'emporte-pièce dans le tissu fibreux de la ligne blanche ; elle est recouverte d'un côté par le tissu cellulaire sous-cutané, de l'autre par la séreuse qui est épaissié à ce point, par l'épanouissement de l'adhérence membraniforme de l'épiploon.

2° Région abdominale supérieure. — Ici les adhérences ont un aspect tout différent ; elles sont feutrées entre tous les organes qui sont comme englobés dans un véritable tissu cellulaire à larges mailles.

3° Petit bassin. — Tout le péritoine a une teinte générale violacée ; le cul-de-sac utéro-vésical est comme supprimé ; il semble que le péritoine vient s'insérer au sommet de l'utérus, au lieu de descendre au tiers supérieur de sa face antérieure. On remarque plusieurs adhérences membraniformes étendues de l'utérus au rectum, et au fond du cul-de-sac utéro-vésical ; un peu vers la gauche, on aperçoit un petit clapier formé par des membranes jaunâtres, demi-molles, et semblant encore quelque peu infiltrées de pus. Ce petit clapier est de dimension à loger un noyau de cerise ; si on l'ouvre, on y trouve un tissu blanc lardacé et dur que l'on suit jusque dans la paroî interne utéro-rectale, et qui semble être le vestige d'un trajet fistuleux oblitéré. On ne trouve sur la muqueuse vaginale, et sur celle du rectum aucune trace de cicatrice.

Dans le ligament large gauche, on trouve les veines utérines dilatées et oblitérées par des caillots sanguins très-solides. Les veines du côté opposé sont dilatées mais ne contiennent pas de caillots.

Utérus de volume normal, un peu friable. Vessie saine. Les veines des membres inférieurs sont oblitérées par des caillots.

Cavité thoracique. — Pleurésie double. Les poumons sont farcis d'infiltrations tuberculeuses, qui occupent surtout les lobes supérieurs.

Voilà le résumé de la longue observation citée par M. Féréol dans sa thèse, nous avons rapporté ici presque textuellement les détails de l'autopsie, afin qu'on ne puisse pas nous accuser d'avoir défiguré le texte pour éviter une difficulté.

Il est peut-être bien téméraire à nous d'oser attaquer cette observation, d'autant plus que nous avons trouvé la thèse de M. Féréol citée dans plusieurs ouvrages que nous avons consultés sur le phlegmon sous-péritonéal ; cependant, malgré l'autopsie, cette observation ne nous satisfait pas ; si nous osons nous permettre de l'attaquer, c'est après en avoir médité pour ainsi dire chaque ligne, après avoir étudié consciencieusement cette affection. Voici du reste comme nous interprétons les faits :

Une femme vient faire ses couches à l'hôpital, quelques jours après l'accouchement se déclare un phlegmon du ligament large ; ce phlegmon, comme il est facile de le comprendre en se rappelant la disposition du tissu cellulaire sous-péritonéal (voir Anatomie), comme il a été indiqué du reste par MM. Bernutz, Frarier, Gueneau de Mussy, envahit la fosse iliaque et la paroi abdominale antérieure, il se forme dans toute cette région et au-dessous du péritoine une vaste collection purulente qui décolle la séreuse depuis le ligament large gauche jusqu'à l'ombilic. Mais le péritoine qui est en contact avec l'abcès s'enflamme, et l'inflammation, au lieu de rester circonscrite, se généralise à toute l'étendue de la séreuse, tout en restant séro-adhésive ; de là sans doute, les symptômes de péritonite généralisée.

Cependant le ventre devient plus volumineux du côté gauche, c'est-à-dire du côté du phlegmon du ligament large, bientôt la matité se limite et figure *une tumeur élastique, assez dure, fluctuante, remontant jusqu'à l'ombilic.*

La malade est accouchée depuis quatre semaines, quand cette tumeur s'ouvre tout à coup au-dessous du nombril ; quelques jours après, une nouvelle ouverture se fait spontanément par le vagin. Cette dernière ouverture occupant le point déclive de l'abcès, rien ne s'oppose au libre écoulement du pus, la malade se trouve dans les meilleures conditions pour guérir. Au bout d'un mois, en effet, l'écoulement a complètement cessé, les parois du foyer se sont recollées et la malade est considérée comme guérie de sa prétendue péritonite purulente. Deux mois après elle était enlevée par la tuberculose pulmonaire.

Le lendemain à l'autopsie, on trouve une péritonite ancienne évidente, mais pas la plus petite trace de pus.

Pour trouver les lésions consécutives au phlegmon sous-péritonéal guéri depuis six semaines, il eût fallu disséquer avec soin le péritoine pariétal, ce qui n'a pas été fait; on conçoit donc très-bien que les traces de ce phlegmon aient échappé à l'autopsie.

Voilà ma manière d'interpréter les faits ; mais rappelons rapidement quelques détails de cette curieuse observation. Je ferai remarquer d'abord que la malade a parfaitement guéri des accidents qu'elle a présentés du côté de l'abdomen ; s'il se fût agi d'une péritonite, et cette péritonite eût été généralisée, est-il donc admissible qu'elle eût guéri et surtout en aussi peu de temps ?

Nous avons déjà insisté sur les caractères de la tumeur située du même côté que le phlegmon du ligament large, nous n'y reviendrons pas.

« On n'ose, dit M. Féréol, prolonger l'exploration de peur de rompre des adhérences, » mais à l'autopsie on trouve des cordages grêles, solides, simulant une sorte de filet à mailles très-larges, le pus ne pouvait donc pas être enkysté, et cette tumeur limitée à un des côtés de l'abdomen ne s'explique plus avec une péritonite. Le siége de la perforation a aussi une certaine valeur, il est évident que dans le cas de péritonite, elle se serait faite, non pas au-dessous de l'ombilic, mais au-dessus, c'est-à-dire à l'endroit où se font les hernies ombilicales.

A l'autopsie, on trouve au niveau de l'ombilic un pertuis terminé en cul-de-sac, s'arrêtant au péritoine qui est considérablement épaissi, mais non perforé ; la ligne blanche au contraire présente une ouverture très-nette, qui semble même taillée à l'emporte-pièce. Ce détail ne semble-t-il pas indiquer que la cavité péritonéale n'a jamais été ouverte?

Dans le petit bassin, le cul-de-sac utéro-vésical est comme

supprimé, « il semble que le péritoine vient s'insérer au sommet de l'utérus, au lieu de descendre au tiers supérieur de sa face antérieure. »

Comment expliquer cette disposition autrement que par la formation d'une collection purulente dans le tissu cellulaire sous-jacent?

Les traces laissées par le phlegmon du ligament large sont insignifiantes, ce qui explique comment celles du phlegmon de la paroi antérieure ont pu passer inaperçues.

Je ne puis revenir sur tous les détails de cette longue observation, détails qui, il me semble, prouvent beaucoup plus en faveur du phlegmon sous-péritonéal qu'en faveur d'une péritonite purulente.

Obs. VII. — Pelvi-péritonite suppurée : ouverture spontanée par l'ombilic, établissement d'un tube à drainage traversant l'ombilic et venant sortir par une ponction vaginale ; perte d'urine par le tube ; on l'enlève au bout de quelques jours, l'écoulement d'urine cesse, la suppuration disparaît et la guérison est complète et rapide. (Observation recueillie par M. Sottas, interne du service de M. Marotte, et publiée dans l'Union médicale, 2 juin 1864.)

Rosalie A..., 23 ans, domestique, entre, le 4 décembre 1863, salle du Rosaire, n° 38. Le 10 mars 1862, elle était entrée dans le service de M. Duplay, à l'hôpital Lariboisière, enceinte de huit mois; les douleurs avaient commencé dans la matinée; elle accoucha peu de temps après son entrée.

Les suites des couches furent irrégulières ; la malade eut de la fièvre, mais pas de douleurs, ni de gonflement du ventre, ni de vomissements, ni rien qui indique une péritonite.

Le dix-huitième jour, la malade part pour le Vésinet, où son enfant meurt. Elle quitte l'asile le 22 avril encore très-faible, et trois jours après elle rentre à Lariboisière, service de M. Tardieu, avec tous les symptômes d'une pelvi-péritonite ; elle se rappelle même avoir ouï parler d'un abcès ouvert par le vagin. Au bout de deux mois, elle retourne au Vésinet où elle est reprise d'accidents aigus ; elle est envoyée à l'Hôtel-Dieu, service de M. Horteloup. Elle éprouvait alors des douleurs dans la fosse iliaque gauche. On y constata, dit-elle, une tumeur. Au mois de septembre, l'engorgement avait disparu et la malade quittait l'hôpital. Un mois après elle revit ses règles et sa santé resta bonne pendant un an environ.

Au mois de novembre 1863, la malade recommence à souffrir du ventre. C'était une douleur sourde, continue, accompagnée d'élancements qui l'empêchaient de conserver la position verticale. Des frissons reviennent tous les soirs.

C'est dans cet état qu'elle entre à la Pitié le 14 décembre, dans le service de M. Marotte. A son entrée, on constate, au niveau de l'hypogastre, une tumeur ovoïde, médiane, dure, douloureuse à la pression ; dans la fosse iliaque, des tumeurs irrégulières, solides, trace d'une pelvi-péritonite ancienne. Ces accidents étaient attribués à une recrudescence de l'inflammation du péritoine pelvien, mais située encore trop profondément, ou trop distendue, ou enveloppée de parois trop épaisses pour qu'on pût constater la fluctuation.

Les symptômes phlegmasiques semblent s'apaiser, lorsque vers la fin de décembre, les douleurs deviennent plus vives ; la région sous-ombilicale commence à se tuméfier et à s'acuminer.

2 janvier. On sent manifestement, au niveau de l'hypogastre, de la fluctuation, si évidente, si superficielle, qu'on la croirait sous-cutanée. La région hypogastrique est proéminente et tendue, occupée par une tumeur arrondie qui a la forme et le siége de l'utérus au cinquième mois. Au niveau de l'ombilic, on sent la partie supérieure de la tumeur arrondie et fluctuante, même sensation sur le côté droit. A gauche, au lieu de cette délimitation exacte, empâtement de la fosse iliaque allant se confondre avec la tumeur hypogastrique.

Par le toucher, on trouve à droite le col utérin refoulé contre le sacrum, normal d'ailleurs, entre lui et le pubis, on sent à travers la paroi antérieure du vagin, une tumeur arrondie, mollasse, en correspondance avec la saillie hypogastrique.

Ces explorations sont douloureuses, la peau du ventre est rouge, empâtée, phlegmoneuse. Il est évident qu'on a affaire à une collection purulente intra-péritonéale, qui tend à se faire jour au dehors.

Le 5, dans la nuit, une petite élevure, qui s'était formée depuis deux jours à la partie inférieure de l'ombilic, se rompt et donne issue à du pus en quantité assez notable pour procurer à la malade du soulagement. La région hypogastrique s'est affaissée.

Le 3. MM. Bernutz et Gosselin voient la malade; un stylet, sonde de poitrine, est introduit par l'ombilic, s'enfonce en suivant l'axe du bassin, et on le sent nettement qui soulève la paroi vaginale sur le côté droit de l'excavation pelvienne.

Le 10. M. Gosselin dilate l'orifice ombilical, et au moyen d'un trois-quarts courbe, fait une contre-ponction vaginale au niveau où on avait senti le tylet l'avant-veille. On passe un tube en caoutchouc dont on noue les deux extrémités en avant du pubis.

Du pus verdâtre infect s'écoule en abondance par l'ombilic et le vagin ; la poche s'affaisse. On s'aperçoit bientôt qu'il s'écoule de l'urine par le vagin. La vessie aurait-elle été intéressée ? Le soir on touche la malade ; l'utérus est toujours retenu en arrière, seulement la paroi vaginale antérieure est rémontée. On suit le tube à quelques centimètres à travers la paroi antérieure de vagin.

Le 12. Amélioration sensible; la malade urine involontairement. La poche se vide très-bien et spontanément. M. Gosselin conseille des injections d'eau tiède dans le tube.

Le 18. La nuit a été mauvaise; depuis quelques jours, l'écoulement se faisait mal ; il se montre de nouveau par l'ombilic, la malade est soulagée. Miction toujours involontaire.

Le 19. L'urine s'écoule par l'ombilic; la pression sur l'hypogastre en active l'écoulement ; pas de doute que la vessie a été intéressée. M. Gosselin conseille une sonde à demeure dans l'urèthre.

Le 22. M. Marrotte fait une injection dans la vessie avec une solution étendue de teinture de tournesol; celle-ci se distend d'abord, puis la matière colorée jaillit par les yeux de la portion vaginale du tube puis s'écoule en bavant par le drain ombilical.

M. Gosselin recommence la même injection avec le même résultat. Il fait alors enlever le tube et conseille l'usage de la sonde à demeure.

Le 25. La malade a bien supporté la sonde ; elle n'a pas souffert du ventre ; il s'est fait un peu de suppuration par l'orifice ombilical ; il a cessé d'en sortir de l'urine.

Le 29. Rien de nouveau du côté du ventre qui a repris sa forme habituelle. Absolument rien ne sort par le pertuis abdominal qui disparaît dans la cicatrice ombilicale et tend tous les jours à se fermer. L'orifice vaginal du tube paraît se fermer aussi.

1er février. La malade urine volontairement et sans sonde. Toute suppuration a définitivement cessé par l'ombilic et le vagin.

L'état général de la malade est excellent.

Le 6. La malade est prise de frisson et de fièvre ; les douleurs de ventre reviennent ; la poche se remplit.

Le 13. La fistule ombilicale s'ouvre de nouveau et donne issue à un suintement séro-purulent.

Le 20. L'écoulement a cessé depuis quelques jours; la résolution s'opère à vue d'œil. La malade reprend de l'embonpoint.

Le 26. La tumeur abdomiuale est reliée à l'ombilic par un cordon induré qu'on sent à travers la paroi; elle semble se réfugier à gauche. La moitié, droite de l'hypogastre est souple et sonore. Dans la fosse iliaque gauche, on trouve une tumeur indurée, un peu sensible à une forte pression.

Le 5 mars, la malade part pour la maison de convalescence. Les règles ont reparu le 1er mars. La malade n'avait rien vu depuis le mois de novembre 1863.

Cette observation est-elle plus concluante que la précédente? A-t-on eu affaire, comme l'indique le titre, à une péritonite, ou bien à un abcès sous-péritonéal? Il suffit, je crois, de lire une fois cette observation, pour se convaincre, qu'ici encore, il y a eu une erreur de diagnostic. Nous retrouvons, en effet, dans l'histoire de cette malade tous les signes des phlegmons que nous venons d'étudier.

Revenons sur les principaux détails de l'observation. La phlegmasie semble avoir eu pour point de départ, comme dans le cas qui précède, le ligament large, puisque la malade « *se rappelle avoir ouï parler d'un abcès ouvert dans le vagin.* » Deux mois après, il survient une nouvelle poussée aiguë; l'inflammation gagne la fosse iliaque gauche. « On y constate une tumeur. » Cette tumeur se termine par résolution incomplète ; et, pendant un an, la malade se porte relativement bien ; mais, au mois de novembre 1863, nouvelle poussée accompagnée cette fois de symptômes généraux plus graves. La malade entre dans le service de M. Marrotte, et on constate, au niveau de l'hypogastre, une tumeur ovoïde, médiane, dure, douloureuse à la pression ; dans la fosse iliaque, des tumeurs irrégulières et solides. Ces accidents sont attribués à une recrudescence de l'inflammation du péritoine pelvien. Bientôt les symptômes phlegmasiques semblent s'apaiser, cette rémission coïncide avec la formation du pus, la fluctuation devient manifeste. C'est à ce moment qu'on pratique le toucher vaginal. On trouve le col refoulé contre le sacrum, et on sent, à travers la paroi antérieure du vagin, une tumeur arrondie, mollasse, en correspondance avec la saillie hypogastrique.

Jusqu'ici, il est facile de reconnaître tous les symptômes des abcès sous-péritonéaux. S'il se fût agi d'une pelvi-péritonite, comme on l'a cru, la tumeur vaginale eût occupé le cul-de-sac postérieur, plutôt que l'antérieur, car on sait que le péritoine, après avoir tapissé la face antérieure du corps de l'utérus, se réfléchit sur la vessie avant d'arriver en contact avec le cul-de-sac du vagin ; par conséquent l'existence d'une tumeur fluctuante dans le cul-de-sac antérieur devait faire rejeter l'idée d'une collection purulente intra-péritonéale.

Le 5 janvier, une petite tumeur se forme *immédiatement au-dessous de l'ombibilic* ; elle s'ouvre et donne passage à des flots de pus ; on introduit une sonde de poitrine dans la plaie, et, en pratiquant le toucher vaginal, on sent l'extrémité de la sonde qui soulève la paroi du vagin sur le côté drost de l'excavation. Je me demande comment, à cette époque, on a pu persister encore dans l'idée d'une pelvi-péritonite, car pour que la sonde pût soulever la paroi antérieure du vagin, il fallait nécessairement qu'elle fût en dehors du péritoine. Enfin, la blessure de la vessie par le trocart, la rapidité de la guérison, ne doivent pas laisser de doute, il me semble, sur le véritable siége de cette collection purulente.

Du reste, je puis m'appuyer ici sur l'autorité de M. Bernutz, qui fait évidemment allusion à cette malade dans ces quelques lignes que le hasard me met sous les yeux : « Il faut s'assurer si le phlegmon abdominal n'est pas lié à une collection purulente intra-pelvienne, comme je viens d'en observer un exemple dans le service de mon collègue Marotte ; on devrait alors, après l'ouverture de l'abcès, tâcher d'établir une contre-ouverture vaginale, etc. »

(1) Nouv. dict. de méd, et de chir. Abdomen.

Obs. VIII. — Péritonite purulente ; ouverture spontanée au voisinage de l'ombilic. Guérison (1).

Il s'agit d'une jeune fille de 10 ans, bien constituée et n'ayant jamais eu d'affections sérieuses.

Le 31 mai 1872, à neuf heures du soir, elle fut prise de douleurs de ventre très-intenses avec accompagnement de nausées et de vomissements. L'œil était enfoncé, les traits tirés, le pouls, petit et rapide. Le médecin ordonne une potion calmante : la nuit fut très-mauvaise ; il y eut quelques selles liquides avec crampes dans les jambes ; on crut à une cholérine.

Le lendemain, à neuf heures, les vomissements se suspendirent et la malade commença à se plaindre d'un mal de tête violent accompagné de délire. Les troubles cérébraux firent oublier, pendant quelque temps, le mal de l'abdomen. Le délire disparut au bout de quatre ou cinq jours, mais la fièvre continua, la peau resta chaude, la soif vive et la langue saburrale. Le ventre douloureux se détendit et on constata bientôt que le péritoine contenait une certaine quantité de liquide. La fluctuation occupait les parties déclives, remontant dans les flancs et dans la région hypogastrique Les jours suivants, la douleur se fit principalement sentir dans l'hypochondre droit, ce qui fit songer à une complication du côté du foie. L'enfant était triste, agitée, pleurant sans cesse, passant ses nuits sans sommeil. Plusieurs vésicatoires sont appliqués sur le ventre sans résultat. Au contraire, l'abdomen augmente, faisant contraste aux membres profondément amaigris.

Cette situation se prolongea un mois sans amélioration ; les troubles digestifs devinrent même plus prononcés ; très-fréquemment, il y avait des vomissements bilieux et de la diarrhée. On avait mis sur l'abdomen un emplâtre de Vigo qui recouvrait l'ombilic ; on le retira dans les premiers jours de juillet pour satisfaire l'enfant qui ressentait des élancements et une vive démangeaison dans cette région. En l'enlevant, on remarqua que l'ombilic refoulé au dehors par le liquide abdominal était gonflé, rouge et très-animé à son centre. Le lendemain il s'ouvrit spontanément et donna issue à quatre litres environ d'un liquide purulent, peu épais, de couleur verdâtre. L'écoulement continua les jours suivants : dès ce moment, la malade fut soulagée, et son état s'améliora sensiblement. Mais ce mieux ne fut que momentané ; la fièvre, qui avait un instant diminué, augmenta, les digestions redevinrent difficiles. C'est alors, le 14 juillet, que je fus appelé en consultation.

(1) De la rupture spontanée de l'ombilic à la suite des péritonites purulentes, par le Dr Baizeau (Arch. gén. de méd., février 1875).

Je trouvai l'enfant très-amaigrie, faible avec une fièvre lente et continue. Le ventre était volumineux, distendu, et par la pression, on en faisait sortir un pus grisâtre, mal lié, très-odorant. L'abdomen était sensible et la petite malade accusait de temps à autre des coliques assez vives.

Evidemment, le pus s'écoulait mal, séjournait dans la cavité et entretenait la fièvre hectique ; je pensai que la première indication à remplir était de faciliter l'écoulement du pus.

L'ouverture étant trop étroite, je fus obligé de la dilater ; je laissai à demeure un drain du volume d'une plume d'oie, et je fis matin et soir des injections d'eau tiède. Une amélioration notable se produisit presque immédiatement.

Au commencement du mois d'août, la malade commença à se lever ; j'enlevai le tube le 28 août. Trois jours après l'ombilic était fermé, l'état général était considérablement amélioré ; le ventre avait repris sa souplesse et son aspect primitif, les fonctions digestives s'accomplissaient régulièrement, la malade était en convalescence.

Obs. IX. — Péritonite purulente ; rupture spontanée de l'ombilic. Abcès parotidien. Pneumonie et pleurésie purulente. Guérison.

Le nommé Ver..., enfant de troupes au 2e régiment du zouaves, âgé de 12 ans, de bonne santé et d'une forte constitution, éprouve, au commencement du mois de février 1868, du malaise, de l'inappétence et tout à coup le ventre devient douloureux et la fièvre se déclare. Je le vois le 13 février et je constate une péritonite aiguë généralisée. Le ventre est volumineux, ballonné, d'une sensibilité excessive, ne supportant pas la moindre pression surtout vers l'hypogastre. Visage altéré, peau brûlante, soif vive, vomissements incessants. Malgré une agitation extrême, le petit malade, condamné à fléchir ses cuisses sur le ventre, conserve le décubitus dorsal. Le diagnostic n'offrait aucune difficulté, mais je ne savais à quelle cause attribuer cette inflammation ; il n'y avait eu aucune violence extérieure et rien ne démontrait qu'il y eût une perforation intestinale. Vingt sangsues sur le ventre, fomentations émollientes, julep laudanisé, limonade gazeuse. Le lendemain les douleurs abdominales étaient moins vives à l'hypogastre, mais avaient augmenté au-dessus de l'ombilic. Vomissements. — Même traitement.

Le 15 il y a une légère amélioration, le ventre est toujours distendu, mais un peu moins sensible à la pression. Pas de garde-robes depuis deux jours.

Jusqu'au 18, pas de changement sensible; dans l'après-midi, une douleur intense se développe dans l'hypochondre droit avec irradiation dans l'épaule correspondante et dans le cou. Il se déclare une pleuro-pneumonie à droite ; point de côté au niveau du mamelon droit, toux violente, crachats sanguinolents couleur gelée d'abricots, matité en arrière et en bas, râles crépitants, etc. (Potion émétisée, tisane pectorale.) Cette nouvelle affection va progressivement en s'amendant sous l'influence du traitement. Toutefois il reste de la matité, l'égophonie se prononce, l'épanchement augmente malgré l'application de plusieurs vésicatoires.

Le 15 mars, une douleur se déclare tout à coup à la région parotidienne droite, et est suivie d'un vaste abcès parotidien qu'il faut ouvrir.

Le 20 les douleurs du ventre se réveillent sans cause appréciable. La médication n'empêcha pas le ventre de grossir, et il fut bientôt facile de constater une collection abondante de liquide dans le péritoine. L'ombilic, refoulé par le liquide, formait une petite tumeur à l'extérieur ; le 2 avril elle se rompit, et des flots de pus verdâtre, mêlés de grumeaux épais, inondèrent le lit. On peut évaluer à plusieurs litres le liquide qui s'écoula immédiatement du ventre.

Le malade fut soulagé ; les jours suivants, l'écoulement continua, mais, remarquant que le pus s'altérait, je plaçai à demeure un tube à drainage, que j'enfonçai jusque dans le petit bassin, et à l'aide duquel je fis des injections avec de l'eau tiède.

Presque en même temps il se forma au-dessus du mamelon, dans le cinquième espace intercostal, une tumeur fluctuante que je ponctionnai le 10 avril. Il en sortit une grande quantité de pus, et une sonde ayant été substituée au trois-quarts, elle pénétra de sept centimètres dans la plèvre où je la laissai.

Amélioration notable, le pouls descend à 70, la chaleur disparaît, la suppuration diminue dans les deux cavités.

Le 26 avril. Le pus prend une odeur fétide, l'abdomen redevient douloureux, la fièvre se montre de nouveau. Les injections émollientes sont remplacées par des injections iodées. Pendant ce temps, la suppuration de la plèvre diminuait, et vers la fin du mois de mai, la fistule thoracique était fermée. Plusieurs fois, le pus stagnant, dans quelques points du ventre, donna lieu à de la fièvre et à du ballonnement. Le malade marchait cependant vers la guérison, mais non sans difficultés.

Le 21, survient une douleur vive à l'épaule droite, s'irradiant au cou et à la poitrine et s'accompagnant de fièvre intense. Au bout de quelques jours, la cicatrice laissée par la fistule thoracique se souleva, et il se forma une nouvelle tumeur fluctuante qui ponctionnée donna issue à un pus séreux très-abondant. Un tube à drainage fut remis dans la plaie, et on revint aux injections iodées.

Pendant les mois de juillet, août et septembre, il n'y eut rien de particulier, l'enfant reprit progressivement ses forces, son embonpoint et retrouva sa gaîté. Dès les premiers jours de juillet, il se levait et se promenait. Le tube de la poitrine fut supprimé le 1er octobre, et celui de l'abdomen le 20 décembre ; les fistules se fermèrent immédiatement après. La respiration était redevenue normale, le ventre souple et aplati, et les adhérences intestinales ne gênaient nullement les mouvements du corps.

Je ne m'arrêterai pas longtemps à la première de ces observations, qui ressemble beaucoup plus à un abcès sous-péritonéal qu'à une péritonite purulente, je la rapprocherai de celle que j'ai recueillie il y a quelques jours dans le service d'enfants où je suis externe en ce moment. On voit chez cette petite malade le début de la phlegmasie s'annoncer par tout le cortége des accidents qui accompagnent la formation d'un vaste abcès. L'énorme quantité de pus éliminé par la plaie ombilicale, et sur laquelle paraît insister M. Baizeau, est, nous le savons, un signe de peu de valeur. Enfin la marche rapide vers la guérison qui était complète au bout d'un mois, doit nous faire rejeter toute idée de péritonite suppurée et généralisée.

La seconde observation est remarquable par la série d'accidents graves que le petit malade a eus à traverser. Cette observation présente une analogie frappante avec celle de la malade que nous venons d'observer dans le service de M. Guyot.

Ici encore nous doutons de la péritonite, et toujours pour la même raison; d'abord les symptômes du début peuvent être rapportés au phlegmon aussi bien qu'à l'inflammation du péritoine, ensuite nous ne nous expliquons pas cette péritonite suppurée. Si les mêmes accidents survenaient chez une femme et dans l'état puerpéral, on serait en droit de les rattacher à une péritonite, mais chez un enfant pourquoi cette péritonite purulente d'emblée? L'abondance du pus, sa fétidité, son aspect séreux et grumeleux sont, nous le répétons, des signes sans valeur.

Enfin une péritonite suppurée, compliquée de parotide et de pleurésie purulente, au lieu de guérir dans un laps de temps aussi court se fût presque fatalement terminée par la mort.

Ce qui, en effet, nous a frappé le plus dans ces quatre observations, c'est la guérison constante de la péritonite.

On nous objectera peut-être que nous n'apportons pas d'autopsie à l'appui de la thèse que nous soutenons, mais cette absence même d'autopsie ne prouve-t-elle pas beaucoup plus en faveur du phlegmon sous-péritonéal qu'en faveur d'une péritonite suppurée : il est évident que dans ce dernier cas, le pronostic est infiniment plus grave.

Après l'examen de ces observations, nous croyons pouvoir conclure : 1° que la terminaison de la péritonite purulente par ouverture spontanée de l'ombilic n'est pas prouvée, et qu'il est sage d'attendre, pour l'admettre, qu'une autopsie vienne nous en démontrer, d'une façon évidente, la réalité ; 2° que lorsqu'on se trouve en présence d'un cas douteux de phlegmon sous-péritonéal de la paroi antérieure de l'abdomen, simulant une péritonite, l'ouverture de cet abcès, au niveau de l'ombilic, doit, pour ainsi dire, trancher la difficulté, et nous faire rejeter l'idée d'une collection purulente intra-péritonéale.

PRONOSTIC

Le pronostic des phlegmons de la paroi abdominale antérieure n'est pas aussi grave qu'on pourrait le supposer après la description que nous venons d'en donner ; dans les observations rapportées dans ce travail, nous n'avons pas eu à signaler un seul cas de mort. Cette terminaison est rare. Cependant les accidents primitifs et consécutifs, alors même que leur marche est naturelle, les décollements étendus, la possibilité de leur ouverture dans le péritoine ou dans les viscères, la difficulté du diagnostic, la lenteur de la guérison lorsque l'écoulement du pus se fait mal, doivent faire considérer comme sérieux le pronostic de cette affection.

L'état puerpéral nous a paru imprimer à la maladie un cachet de gravité tout particulier, nous avons même cherché à en donner la raison en disant que ces abcès étaient presque toujours consécutifs à un phlegmon du ligament large ou du tissu cellulaire péri-utérin, lorsqu'ils survenaient à la suite de l'accouchement.

Dans ce cas, l'ouverture de l'abcès dans le vagin nous a paru une circonstance favorable pour la guérison.

Inutile de dire que la propagation de l'inflammation au tissu cellulaire de la fosse iliaque, et les complications du côté du péritoine ou des organes thoraciques, peuvent aggraver singulièrement le pronostic.

TRAITEMENT

Dans la première période des phlegmons de la paroi antérieure de l'abdomen, on doit avoir recours à un traitement antiphlogistique énergique, à moins de contre-indications spéciales : les sangsues, les cataplasmes simples ou laudanisés, les onctions mercurielles belladonées seront largement employés.

On doit d'abord recommander le repos absolu au lit, et dans une position telle qu'elle produise le relâchement le plus complet possible des parois abdominales, d'où l'obligation d'éviter les mouvements et en particulier les efforts.

S'il y a tendance à la production de vomissements, on doit proscrire l'usage de boissons aqueuses abondantes, on tâchera de tromper la soif ardente qui tourmente les malades en leur faisant sucer quelques tranches de citron, ou de petits fragments de glace, on pourra encore prescrire une potion de Rivière, ou un autre moyen analogue. La constipation sera combattue par les purgatifs; le calomel employé à dose refractée, agissant à la fois comme purgatif et comme antiphlogistique, semble particulièrement indiqué dans ce cas.

Pour combattre les douleurs cruelles que cette phlegmasie fait naître, on aura recours à l'emploi de sangsues suffisamment nombreuses. Ces applications de sangsues pourront être répétées plusieurs fois, à moins que l'état de la malade ne contre-indique d'une façon absolue les émissions sanguines. On se montrera sobre de préparations opiacées, qui ont l'inconvénient de rendre la constipation plus opiniâtre.

Plus tard, lorsqu'il existe une tumeur, on ne doit pas renoncer trop tôt à l'espoir d'entraver la formation du pus. On aura recours pour remplir ce but, à l'application de larges vésicatoires qui amèneront la résolution de la tumeur si c'est possible, ou activeront la formation du pus, si cette terminaison est inévitable. Cependant nous croyons préférable d'attendre pour avoir recours aux vésicatoires que la fièvre soit tombée, parce qu'ils augmentent le mouvement fébrile et surtout l'anxiété qu'éprouve le malade.

Lorsque la fluctuation est devenue évidente, il ne faut pas rester spectateur passif et attendre l'ouverture spontanée de l'abcès, l'intervention chirurgicale est nécessaire, car on doit craindre l'ouverture de l'abcès dans la cavité péritonéale, il faut donc se hâter d'ouvrir un passage au pus. L'incision doit être pratiquée longitudinalement, dans le point le plus fluctuant, et autant que possible le plus déclive, afin qu'il n'y ait pas de tendance à la stagnation du pus dans le foyer. Il est important que cette incision ne soit pas trop large, afin de ménager la résistance des parois abdominales. Quand le foyer s'ouvre spontanément, l'ouverture occupe presque toujours la partie supérieure de l'abcès, et le pus éprouve de la difficulté à sortir. Il est nécessaire dans ce cas d'introduire un drain aussi profondément que possible, et de faire des injections détersives deux ou trois fois par jour. Si l'ouverture était trop étroite pour permettre l'introduction du drain, on se verrait obligé de la dilater avec une tige de laminaire, comme il a été fait dans deux ou trois de nos observations. On pourra encore imiter la conduite de notre maître M. Guyot, et employer le tube siphon de Potain, au moyen duquel on peut faire des lavages continus.

Chez les femmes il faut s'assurer si le phlegmon de la paroi, n'est pas lié à une collection purulente intra-pelvienne, comme nous en avons vu un exemple dans l'observation de M. Marotte. On devrait alors après l'ouverture spontanée ou artificielle de l'abcès, tâcher d'établir une contre-ouverture vaginale, en introduisant par la fistule abdominale, un long trocart courbe, dont on ferait saillir la pointe dans un des culs-de-sac du vagin.

On aura soin de laisser dans la plaie le tube en caoutchouc tant que durera l'écoulement purulent, car si la plaie venait à se fermer trop tôt, on verrait promptement reparaître tous les symptômes d'une nouvelle inflammation aiguë.

Des pansements méthodiques, la compression, des injections modificatrices avec le chloral ou la teinture d'iode, pourront devenir nécessaires pour achever le récollement des parois. Enfin pendant toute la période de suppuration, les malades devront être largement alimentés et soumis aux préparations toniques.

A. Parent, imprimeur de la Faculté de Médecine, rue Mr-le-Prince, 31

www.ingramcontent.com/pod-product-compliance
Ingram Content Group UK Ltd.
Pitfield, Milton Keynes, MK11 3LW, UK
UKHW020325220726
13923UKWH00003B/1383

9 782019 661595